이기적인 방역
살처분·백신 딜레마

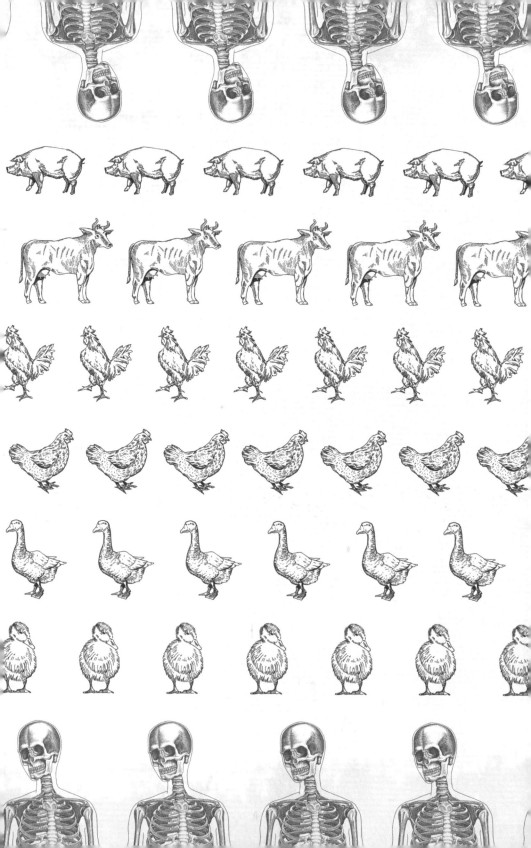

이기적인 방역
살처분·백신 딜레마

왜 동물에겐 백신을 쓰지 않는가?

김영수, 윤종웅 지음

MABL
Books

차례

1 구제역의 진실과 교훈

2 대중의 공포심이 불러온 비극

3 백신을 찾아서

6 남아 있는 과제

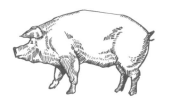

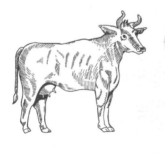

추천사

| 정재승(뇌과학자, 『과학콘서트』, 『열두발자국』 저자)

KAIST 문술미래전략대학원에서 '글로벌 이슈: 식량 생명 질병'이라는 수업을 오랫동안 진행하면서 가축 사육의 비가시성에 대한 문제를 강하게 제기했다. '우리가 매일 먹는 고기가 어떻게 키워지고 끔찍하게 죽어서 내 식탁까지 올라오게 되는지 보게 된다면, 우리가 이토록 고기를 많이 먹으려 애쓰지 않을텐데….'라는 생각에서다.

비위생적인 사육 공간, 살처분의 폭력성, 동물 백신에 대한 오해 등 과도한 육식 문화를 지탱하기 위한 인간 사회의 폭력적인 행태들은 반드시 환기해야 할 전 지구적 이슈들이다.

우리 대학원 졸업생 김영수 PD가 이 수업에서 영감을 얻어 다큐멘터리를 만들었고, 이 작품이 훌륭한 상들을 모조리 휩쓸더니 이렇게 근사한 책으로까지 묶여 나왔다. 여간 자랑스러운 학생이 아니다.

그는 이 책에서 살처분과 동물 백신에 대해 우리 사회의 잔인한 치부를 드러내고, 동물 복지에 대해 문제를 제기한다. 눈 밝은 독자들이 이 책을 두루 읽고, 책을 통해 깨달은 바를 삶 속에서 실천하길 바란다.

| 박범순(카이스트 과학기술정책대학원 교수, 인류세연구센터장)

코로나 팬데믹을 겪으면서 우리는 도대체 왜 이런 일이 발생했고 왜 지속되며 언제 끝날 수 있을지 질문을 던진다. 우리는 마음대로 다니지도 만나지도 못하고 생존을 위해 절제와 규율 속에 산다. 만약 소, 돼지, 닭과 같은 가축의 입장에서 이 상황을 바라보면 어떨까? 가축들은 동병상련을 느낄 것이다. 구제역, 돼지독감, 조류독감 등 바이러스로 인한 전염병에 잘 걸리고 태어나면서부터 이미 락다운lockdown의 삶을 살고 있기 때문이다.

한 가지 큰 차이는 전염병이 돌거나 그런 징조가 보이면 가축들은 살처분이라고 하는 집단 살육을 당한다. 생명체이지만 재산 또는 재물에 불과한 그들은 이렇게 처리된다.

살처분은 언제 어떻게 시작했는가? 이것이 모든 국가에서 시행되는 유일한 방책인가? 인간이 백신에 희망을 걸고 있듯이, 가축들에겐 백신을 사용하면 안 되는가?

이 책의 저자들은 이를 알아보기 위해 문헌을 뒤지고 여러 나라의 학자와 농민을 만나보았다. 그러면서 저자들의 질문은 철학적이 되었다. 우리에게 동물은 무엇인가? 우리는 자연과 어떤 관계를 맺고 사는가? 우리는 지구에게 무슨 짓을 하고 있는가? 동물에게 법적 지위를 부여할 수 있는 방법은 없을까? 인간 중심적 사고방식에서 벗어나 인간 너머의 관점에서 세상을 볼 필요가 있는 지금 이 시점에 이 책은 불편하지만 중요한 시사점을 던지고 있다.

| 천명선(서울대 수의과대학 교수)

사육 중이던 돼지의 98%를 살처분해서 매장했다는 한 지역의 축산 농민과 공무원, 수의사를 인터뷰했던 것은 2011년 구제역 사태가 끝난 후 1년이 지난 시점이었다. 그러나 당시의 고통은 그대로 남아 있었다. 인간과 동물의 고통은 별도의 것이 아니었다. 그 두 방식 자체가 가장 효율적인 방식으로 사용되고 있을지라도, 살처분이라는 방역의 극단적인 방식이 집약적인 대규모 축산과 만났을 때, 한 공동체를 무너뜨리는 결과를 가져온다. 그렇다면 우리에게는 가능한 새로운 방식을 찾을 의무가 있다. 언론인의 눈으로, 그리고 현장을 겪은 수의사의 눈으로 바라본 방역의 방식과 대안을 담은 책이 출간된다는 것은 이런 노력의 시작이라고 생각한다.

해답을 찾으러 길을 떠나던 김영수 PD와의 만남과 백신의 필요성을 조근조근 설명하던 윤종웅 수의사와의 대화를 기억한다. 아직은 모순되고 정리되지 않은 많은 가능성과 누군가에게는 불편한 의견들이 새로운 방역의 방식을 찾기 위해 모두 논의의 장으로 나와야 한다. 인간과 동물은 감염병의 위험과 고통을 앞으로도 함께 겪게 될 것이라는 사실을 올 한해 코로나19로 변한 세상을 겪으면서 우리는 새삼 깨닫게 되었기 때문이다. 용기 있는 저자들의 의미 있는 결과물에 박수를 보낸다.

｜ 김기흥(포스텍 인문사회학부 과학기술학 교수)

코로나 2년차에 접어들면서 격리, 사회적 거리두기, 마스크가 새로운 일상이 돼버렸다. 백신이 새로운 만능해결사로 떠올랐고 늦은 백신 도입에 관한 불만이 사회적 논란거리가 됐다. 또한 코로나19 발생 이후의 방역 방식은 시민의 생존, 생명권과 직접적인 관련이 있다는 사실이 더욱 명확해졌다.

김영수 PD와 윤종웅 수의사의 『이기적 방역: 살처분·백신 딜레마』는 이 시점에서 우리에게 시사하는 바가 크다. 2010년의 구제역과 조류인플루엔자로 인한 신종 감염병이 인간과 동물의 삶에 미치는 파장이 엄청나다는 사실을 경험하면서 지금까지 관심의 영역 밖에 있었던 방역이 사회의 화두로 등장하게 된다. 그리고 2015년 메르스의 확산은 신종 감염병이 사회 전반에 얼마나 심각한 피해를 줄 수 있는지를 증명하기도 했다. 지난 20여 년의 질병 경험이 현재 코로나19에 대응한 방역의 기초가 된 것은 분명하다.

이 책은 살처분의 기원부터 백신의 효용성을 둘러싼 논쟁에 이르기까지 백신에 관련된 문제를 가감 없이 다루고 있다. 신종 감염병이 21세기 인류의 삶을 근본적으로 바꿀 수 있는 잠재적 위험이라는 사실을 부인할 사람은 없다. 정책 결정자들은 이 책의 저자들의 제기하는 문제와 대안에 반드시 귀를 기울여야 할 것이다.

들어가며

    코로나 시대 2년차를 목전에 둔 우리는 백신을 애타게 기다리고 있습니다. 어언 1년 이상 마스크와 거리두기에 의존해 답답한 하늘과 변화된 기후와 몸과 마음의 간격을 둔 시간을 보냈습니다. 코로나 시대는 언제쯤 어떻게 끝나게 될까 모두들 궁금해 하고 있습니다. 코로나 팬데믹pandemic이 발생하기 전에는 모든 사람이 인플루엔자가 가장 큰 위협일 거라고 생각했습니다. 하지만 과연 조류인플루엔자 때문에 실제로 몇 명의 사람이 죽었을까요?

    지금 세계에서 코로나19로 매일 죽는 사람이 수천 명이라는 것을 생각한다면, 조류인플루엔자가 변이를 일으켜 또 다른 팬데믹이 발생할 확률은 사람이 일평생 개에 물려 죽을 확률보다 낮습니다. 우린 일어나지 않을 일에 너무 많은 우려를 하며 살아온 건 아닌지 다시 돌아봐야 합니다. 언론과 비과학이 만들어낸 환상에 사로잡혀 이미 터널의 출구가 보이지만, 아직까지 걸음을 떼지 못하고 있습니다.

    조류인플루엔자라는 이 질병은 우리에게 어떤 의미가 있는 걸까요? 구제역이 백신 정책으로 돌아선 이후 다시 과거의 무분별한 살처분 방식으로 돌아가지 않았습니다. 그 이후로 지금까지 수많은 전염병을 거쳤지만 매번 같은 실수를 반복하며 살아온 건 아닐까요? 매년 가축 방역 분야에서 전염병의 기억은 쉽게 잊혀지고 다시 반복됩니다.

현재 한국에는 고병원성 조류인플루엔자 백신이 개발되어 냉장고에 보관돼 있습니다. 심지어 2020년에 유행하는 바이러스와 거의 일치하는 백신이라 100% 방어가 입증되었습니다. 그런데 왜 우리는 백신의 사용을 주저하고 있는 것일까요?

코로나에 걸린 사람은 살처분하진 않지만 동물들은 경제성을 이유로 살처분을 당하고 있습니다. 그동안 생명 경시에 대한 경고와 자각을 일깨우는 움직임이 있었지만, 우린 지금까지 막연한 걱정에 사로잡혀 살처분이라는 카드만을 고집했습니다. 이 책에서는 살처분이 언제 어떻게 시작돼 방역의 표준이 됐는지를 이야기하려고 합니다.

모든 것이 변하듯 방역도 시대에 맞춰 변해야 합니다. 천동설이 지동설로 바뀔 때, 기존의 학자들은 지동설을 주장한 갈릴레오를 이단이라고 말했습니다. 모든 사람들이 지구가 우주의 중심이라고 믿었던 시절이었기 때문이죠.

양자역학이라는 물리학의 새로운 개념이 탄생할 때도 수많은 과학자들이 논쟁을 벌였습니다. 우리 눈에 보이지도, 잡히지도 않는 세계이고 당시의 과학으로는 증명할 수 없는 일이었습니다. 새로운 양자역학 이론이 탄생하기 전까지 '그런 일은 결코 있을 수 없다, 신은 주사위놀이 따위는 하지 않는다'라고 극구 반대하던 과학자는 바로 천재의 대명사인 아인슈타인이었습니다. 아인슈타인마저 끝까지 부정한 과학 학설이 과연 그 당시에는 얼마나 설득력이 있었을까요?

시간이 흘러 양자역학은 새로운 과학의 흐름이 되었습니다. 전기의 발견이 인간의 삶을 바꿨듯이 양자역학이라는 새로운 힘이 앞으로 세상을 어떻게 바꿀지는 아무도 모릅니다. 어쨌든, 모든 것은 변합니다.

우리는 이 책에서 과연 우리가 행하고 있는 방역이 어디에 뿌리를 두고 있는지, 그 대안은 무엇인지 이야기하려고 합니다. 또한 대안이 있다면 어떻게 할 수 있는지, 현장 수의사로서 바라본 질병과 사람들의 모습을 그려보았습니다. 코로나로 인해 조류인플루엔자가 무엇인지 다시 생각해볼 수 있게 되었습니다.

사람들은 이제 우리가 그토록 두려워한 질병이 조류의 질병 중 하나일 뿐이라는 걸 알게 될 겁니다. 그리고 그동안 18세기에 만들어진 수많은 왜곡된 대안들과 논의들을 폐기할 것입니다. 20세기 도구들을 가진 21세기의 시작점에서, 우리는 아직도 과거의 도구와 습관을 지닌 채 살고 있습니다. 하지만 머지않아 방역과 전염병에 대한 관념이 변화할 거라고 믿습니다.

이는 우리 모두의 책임이고, 우리가 나아가야 할 방향입니다.

방역을 위해 노력하는 모든 분의 건투를 빕니다.

2021년 1월 가장 어두운 새벽에
신봉동 서재에서
윤 종 웅

×××××××××××××××××××××××××××××××××

극단적으로 비유하자면 코로나가 치명률이 낮음에도 전염력이 강하다는 이유로 발병 지역의 사람을 모두 죽여 전염을 차단한다고 하면 과연 누가 이해할 수 있을까? 질병이 아무리 치명적이라도 인간에게는 이런 잣대를 들이댄 적이 없다. 하지만 가축에게는 이런 기준이 버젓이 적용된다. 심지어 구제역의 백신은 오래전에 개발됐다. 그럼에도 불구하고 많은 나라에서 백신보다는 살처분이 우선인 정책을 사용하고 있다.

- 본문 중에서

1 구제역의 진실과 교훈

와치트리, 세계 최대 살처분 매립지

코로나19는 우리 사회를 뒤흔들어 놓았다. 아이들은 학교에 가지 못하고 각종 종교 행사는 취소됐으며 식당은 문을 닫았다. 코로나19 사태가 예상보다 길어지면서 예전의 평범한 일상으로 돌아가지 못할 수도 있다는 두려움에 떨고 있다.

코로나19에 감염된 사람은 즉시 격리된다. 여기서 '격리'는 가축 살처분의 목적과 일맥상통한다. '살처분'은 가축의 이동과 접촉을 제한하고 바이러스의 흐름을 차단할 목적으로 실시하는 것이기 때문이다.

그런데 인간과 달리 동물은 격리로만 끝나지 않는다. 우리나라에서는 「가축 전염병 예방법」 제20조에 따라 가축에 대한 살처분을 집행한다. 1종 가축 전염병, 즉 우역, 우폐역, 구제역, 돼지열병, 아프리카 돼지열병 그리고 고병원성 조류인플루엔자HPAI, highly pathogenic avian influenza에 걸렸거나 걸렸다고 판단되면 해당 지역은 물론 그 주변 지역까지 살처분이 집행된다.

살처분의 가장 큰 특징은 전염병이 발생한 지역의 가축뿐 아니라 그 주변 지역의 모든 가축을 죽인다는 것이다. 가축이나 가축을 키우는 사람의 입장에서 이보다 억울한 일은 없다. 특히 동물에 대한 감수성이 높은 사람일수록 살처분이라는 현실을 받아들이기 힘들어한다.

살처분 다큐멘터리를 제작하면서 만난 전북 익산 C 농장의 농부들이 눈물을 흘리면서 나에게 물었다. "이 법은 누가 만들었나요? 세상에 이런 법이 어디 있습니까?" 나는 선뜻 대답할 수 없었다. 과연 해답은 없는 것일까? 나는 해답을 찾기 위해 영국행 비행기에 몸을 실었다.

2018년 9월 초, 영국의 가을바람은 한국보다 서늘했다. 박지성 선수 덕분에 익숙해진 맨체스터를 지나 북쪽으로 몇 시간을 달려가자 컴브리아Cumbria 주 표지판이 눈에 들어왔다. 컴브리아 지역의 국도로 들어서니 거대한 초록 목초지가 펼쳐지고 드문드문 보이는 영국의 옛 석조가옥들이 눈에 띄었다. 목초지 중간중간에는 양떼가 구름처럼 모여 있었다.

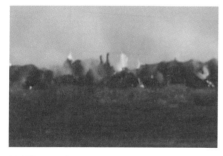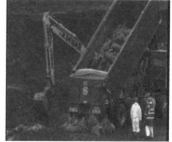

불붙은 동물 사체와 동물 사체를 실은 덤프트럭(오른쪽)

2001년 컴브리아 지방은 구제역 사태를 직격탄으로 맞았다. 당시 외신은 이곳의 모습을 '동물 사체를 태우는 연기가 마치 전쟁터를 방불케 했다.'라고 표현했다. 동물 사체가 덤프트럭에 실려 커다란 매립지 구덩이로 들어가는 모습이 텔레비전으로 생생하게 방영됐다. 차마 눈뜨고 보지 못할 '참상'이었다.

당시 구제역은 유럽을 뒤흔들었다. 영국뿐 아니라 대부분의 유럽 국가에서 구제역을 겪었고 수없이 많은 소와 양 그리고 돼지가 희생됐다.

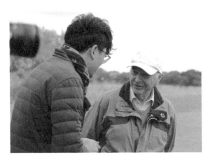
월리엄 씨와의 인터뷰 모습

우리는 이곳에서 월리엄 씨를 만났다. 그는 지역 농민회 회장이면서 정책에도 관여할 수 있는 직위에 있는 사람이었다. 컴브리아 지역은 들판 중간중간에 농가 타운이 형성돼 있었는데 그의 집은 비교적 최근에 지어진 농가 타운의 언저리에 자리잡고 있었다. 월리엄 씨는 따뜻한 영국식 홍차를 내왔다. 그리고선 인터뷰가 진행됐다. 20년이 흘렀지만 그는 그날의 모습을 생생하게 기억하고 있었다.

"집에서 곳곳에 피어오르는 연기를 마음 졸이며 바라봐야만 했습니다. 바람이 불자 끔찍한 냄새가 나기 시작했어요. '곧 내게도 이런 일이 닥치겠구나.'라는 생각을 했어요. 아내와 난

매일 불안에 떨어야만 했습니다. 방역복을 입은 사람들이 언

제 우리 집 문을 열고 들이닥칠지 몰랐거든요."

당시 이곳은 유령도시로 변했다고 한다. 방역을 위한 격리 조치가 이뤄졌고 동물 사체를 태우는 연기가 곳곳에 피어올라 사람들의 발길이 끊어졌다. 양들이 자유롭게 뛰어놀던 들판에서는 총소리만 공허하게 울려퍼졌다. 군인들이 들어와 신속하게 마을들을 봉쇄했고 불에 탄 동물들은 악취를 뿜어냈다.

당시 조사관으로 일했던 아담 데이Adam day 씨는 반년 동안 300~400개의 농장을 찾아다니며 동물의 가격을 매겼다고 한다. 이 지역의 특성상 친구들이 대부분 농장을 경영하고 있었다. 그리고 그들의 농장에 찾아가 가축을 죽이라고 지시했다고 한다.

그는 파산을 겪는 친구들을 보며 무척 힘든 시간을 보냈다. 농촌사회가 질병으로 인해 순식간에 붕괴된 것이다. 2001년 당시 이곳에서는 수많은 농가가 파산했다. 심지어 자살한 농부도 있었다. 많은 사람이 이곳을 떠났다. 윌리엄 씨는 당시 대를 이어 농장을 운영하고 있었지만, 이날을 기점으로 다시는 농장을 경영하지 않고 있다.

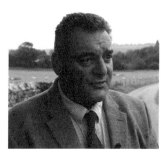

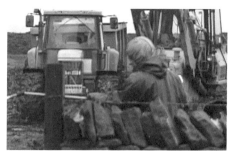

아담데이 씨

구제역 당시 컴브리아 모습

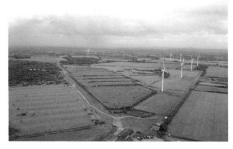
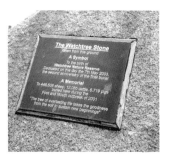

와치트리 리저브 전경과 이곳에 묻힌 동물의 수가 적혀 있는 입석(오른쪽)

악몽 같은 기억을 떠올리기 싫기 때문이다.

월리엄 씨는 우리의 남은 일정에 흔쾌히 동행해주겠다고 했다. 그는 이 지역의 '원로'와 같은 존재다. 인터뷰를 마치고 들판을 달려 와치트리 리저브Watchtree reserve라는 공원에 도착했다. 풍력발전기가 돌아가는 모습이 역동적으로 느껴졌다.

이곳은 제2차 세계대전 때 사용하던 공군 비행장이었다고 한다. 소형 활주로처럼 길이 나 있고 오른쪽에는 거대한 풍력발전기들이 돌아가고 있었다. 조깅을 하거나 자연을 즐기는 사람들이 간혹 눈에 띄었다. 이곳은 영국의 농림수산식품부 격인 'DEFRADepartment of the Environment, Food and Rural Affairs: 환경식품농촌부'와 컴브리아 의회에서 공동으로 만든 자연보호구역, 즉 생태공원이다.

이 생태공원 아래에는 50만 마리의 가축이 묻혀 있다. 2001년 영국 정부는 구제역 사태를 해결하기 위해 군사 시설인 이 비행장에 매립지를 조성한 후, 총 29개의 구덩이에 배수관을 묻고 펌프와 집수장을 설치했다.

당시 가축의 살처분이 얼마나 대규모로 이뤄졌는지는 이곳의 규모를 보면 쉽게 알 수 있다. 우리나라 지방의 작은 공항 활주로 크기

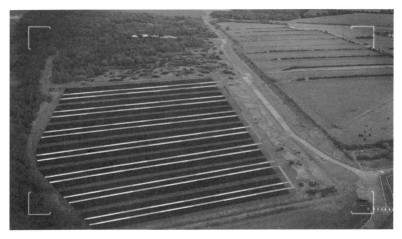

와치트리 매립지의 펌프와 배수장

라면 그 규모가 짐작이 가겠는가? 아직도 간간이 들려오는 펌프 소
리를 들으니 세계 최대의 동물 무덤이라는 게 실감이 난다.

윌리엄 씨도 오랜만에 이곳을 찾았다고 한다. 사실 별로 오고 싶
지 않은 곳이라고 말했다. 다른 농부들도 꺼리는 것은 마찬가지였다.
그때의 기억을 다시 끄집어내기 싫은 모양이었다. 이곳을 바라보는
윌리엄 씨의 모습이 무척 쓸쓸해 보였다. 아름다운 자연공원은 수많
은 가축의 죽음 위에 서 있었다.

영국은 그 당시(2001년)에 왜 이렇게 많은 가축을 죽여야만 했을
까? 당시 영국의 환경식품농촌부는 스코틀랜드와 컴브리아 지역의
감염 농장 3㎞ 이내의 모든 양을 도살하는 '방화벽' 형태의 통제법
을 고려했다. 결국 영국 내 1,000만 마리가 넘는 가축이 살처분됐
다. 200명의 데번Devon 지역 농장주가 영국 정부를 상대로 집단 소

송을 벌이기도 했다. 영국은 2001년을 기점으로 구제역 확산의 주범이 됐다. 무엇보다 늦은 백신 정책에 대한 비판이 거세게 일어났다. 결국 영국은 구제역에 '백신' 접종을 고려하는 나라가 됐다.

우리가 코로나19 사태를 겪으면서 눈여겨봐야 할 지점이다. 질병에 대처할 때 한 가지 방식만을 고수하다간 2001년 영국처럼 될 수 있다. '동물의 질병=살처분'이라는 등식을 깨야만 한다. 왜 이 등식을 깨는 것이 중요한지 알아보자.

16세기 우역, 살처분 정책의 시작

다큐멘터리를 준비하면서 '구제역이 그만큼 치명적인 병인가?', '살처분이 구제역으로부터 시작됐는가?', '왜 백신을 빨리 쓰지 않았을까?'라는 질문이 머릿속을 맴돌았다. 먼저 '살처분은 언제, 어디서부터 시작됐는가?'라는 가장 근본적인 질문에 대한 해답부터 찾아야 했다. 여러 자료를 검토해본 결과, 살처분과 연관된 생소한 키워드를 발견했다. 그것은 바로 우역牛疫, linda pest, cattle plague이었다.

살처분의 시작점이 된 질병은 '구제역'이 아니라 소의 질병인 '우역'이었다. 우역은 2011년 이미 종식이 선언된 것으로, 전 세계에서 '천연두' 이후 사라진 전염병은 이 우역이 유일하다. 농림축산 검역본부에 따르면 우리나라에서도 우역 발생 통계가 이뤄진 1907년부터 1931년까지 6,500두가 폐사한 질환으로 예전에는 심각한 질병이었다고 한다. 소 없이 농사를 지을 수 없던 시절이라 우역이 휩쓸고 간

지역에서는 굶어 죽는 농민들이 속출하고 국가의 기반이 흔들렸다.

우역에 걸린 소는 고열과 잇몸 궤양에 시달리다 설사와 함께 죽음을 맞이한다. 치사율이 100%에 가까운 무서운 병이다. 주로 물이나 직접 접촉에 의해 감염되는데 18세기 유럽 전역에 퍼진 우역은 무려 2억 마리 이상의 소를 폐사시켰다. 농부는 굶어 죽었고 국가는 패닉에 빠졌다.

당시에는 지금처럼 미세한 현미경도 없었기 때문에 바이러스의 존재조차 파악되지 않았다. 1715년 이탈리아의 의사이자 해부학자였던 조반니 마리아 란치시Giovanni Maria Lancisi는 우역의 통제 방법으로 살처분을 고안해냈다. 동물 치료 방식을 알아내는 데 오랜 시간이 걸리는 상황에서 무엇보다 병의 차단이 가장 중요했다. 그래서 감염원을 죽여 감염의 길목을 차단하는 방법을 고안해낸 것이다.

서울대 수의학과 천명선 교수는 이 방식이 이탈리아에서 시작돼 영국에서 정책으로 자리잡았다고 주장한다. 당시 이 방식은 농민에게 큰 희생을 요구했다. 자신의 농장에서 키우던 소들을 살처분하는 일은 개인적으로 감당하기 힘들었을 것이다. 이탈리아에서는 이를 강제로 집행했고, 따라서 농장주의 희생이 컸다. 하지만 영국은 이를 국가가 책임지는 방식으로 해결했다. 국가적 차원에서 보상을 해줄 테니 빨리 신고를 하라는 것이었다. 지금 우리가 뉴스에서 접하고 있는 살처분 방식과 크게 다르지 않다. 무려 300년이나 된 정책이 아직까지 쓰이고 있는 것이다.

문제는 구제역에 대해 우역과 똑같은 방법으로 방역을 진행한

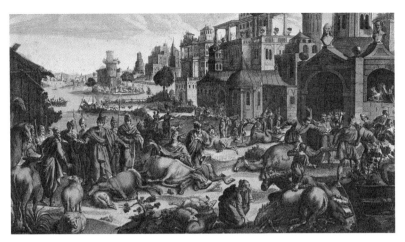
18세기 유럽 전역에 퍼졌던 '우역'의 참상을 묘사한 그림(출처: 웰컴트러스트)

다는 점이다. 구제역은 우역만큼 치명적인 질병이 아니다. 그리고 2000년 이후 우리나라에서 지속적으로 발생하는 병이다. 구제역의 치명률致命率에 대해서는 여러 가지 설이 있지만, 다 자란 소의 치명률은 그리 높지 않다고 한다. 그럼에도 불구하고 구제역의 대처에도 동일한 살처분 방법이 적용된다. 근대의 가축 전염병 제도들이 우역을 기준으로 만들어졌기 때문이다.

그래서 일찍이 영국과 유럽에서는 이 문제를 두고 국가 기관과 학자, 시민 간의 논쟁이 있었다. 특히 구제역에 관해서는 역사적으로 논쟁이 잦았다. 우리는 영국에서 어떤 논의가 있었는지 알아보기 위해 책 『인간이 만든 질병, 구제역』의 저자인 수의역사학자 아비게일 우즈Abigale woods 교수가 있는 킹스컬리지King's collage를 찾아갔다.

런던 근교의 킹스컬리지로 가는 길은 복잡했다. 이동하는 내내 '영국은 어떻게 대규모의 살처분을 계속 진행할 수 있었을까?' 하는 의

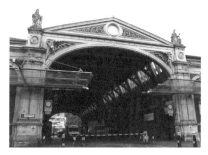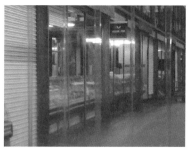

영국 최대 축산 시장인 스미스필드와 시장 내부(오른쪽)

문이 머릿속을 맴돌았다.

우리는 아비게일 우즈 교수를 만나기 전에 영국 최대의 축산 시장인 스미스필드Smithfield를 찾았다. 현재 이곳은 방역의 목적으로 엄격하게 통제되고 있었고 가운데 통로를 제외한 양쪽의 축산 시장 내부는 아예 촬영이 불가능했다. 통로 한 켠에 장식된 과거 사진들이 그나마 이 시장의 전통을 가늠해볼 수 있게 했다. 이곳은 런던의 '마장동' 시장이었다.

아비게일 우즈 교수의 책 1장에는 이 시장을 묘사하는 대목이 나온다.

1839년 영국 이즐링턴Islington 지역의 대규모 농장주는 젖소 여섯 마리가 다리를 절면서 침을 흘리는 것을 발견했다. 이후 이곳 스미스필드 시장에서 같은 증세의 병이 발견되고 스코틀랜드 등지로 퍼졌다고 한다.

이것이 바로 영국 역사에서 최초로 기록된 구제역이다. 당시에는 구제역이 전염병이라는 인식은 있었다고 한다. 하지만 대량으로 가축을 사육하던 시절이 아니라서 그리 큰 문제가 아니었다. 다만 1841년 구제역이 기승을 부리면서 전국의 가축이 모여드는 런던 스미스필드 시장에서는 병든 소와 돼지의 발굽이 넘쳐났다는 기록이 있다.

19세기 영국에서는 구제역이 1845년, 1861~1863년, 1865~1866년에 걸쳐 발병했다. 당시에는 구제역을 한 번 앓고 지나가는 정도의 병으로 보는 경향이 강했다. 왜냐하면 영국의 전통적인 혈통 종들은 개량종에 비해 구제역을 앓는 정도가 약했기 때문이다.

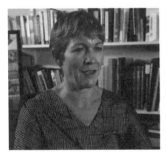 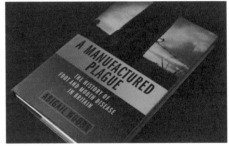

아비게일 우즈 교수와 그의 저서인 『인간이 만든 질병, 구제역』(오른쪽)

우즈 교수는 환한 미소로 우리를 맞이했다. 그녀의 첫마디는 "제 책이 영국보다 한국에서 더 많이 팔렸어요! 왜 이 책이 한국에서 인기가 있는지 저는 아직도 모르겠어요"였다. 가축 전염병구제역은 국경이 없다. 하나의 정책을 전 세계가 공유한다. 이것이 바로 우즈 교수와의 인터뷰가 절실했던 이유다.

구제역, 백신 논쟁의 발화점

이 책은 우즈 교수가 박사 학위를 받기 위해 쓴 것이라고 했다. 1999년부터 주로 구제역과 관련된 역사 토픽을 갖고 자료를 수집했다. 영국 정부의 전염병이 창궐했을 때의 기록, 논쟁거리, 이슈 등을 모아 논문을 썼다고 한다.

미리 책을 읽고 간 덕분에 대화가 잘 통했다. 가장 먼저 이 책을 쓴 의도를 물어봤다.

> "책의 주제는 '구제역에 대한 책임'입니다. 구제역에서는 대량 살처분에 대한 생물학적 근거가 없었습니다. 살처분은 특정한 때나 장소, 사람에 의해서만 논의됐는데요. 농업 환경이 많이 변화했음에도 19세기 말에 쓰던 방식을 그대로 사용하고 있습니다. 그래서 저는 이 이슈를 논의의 장으로 끌어내고 싶었습니다."

구제역에 한해서는 살처분이 필수가 아닌 선택이 돼야 한다는 주장이었다. 한국에서는 구제역이 돌면 무조건 살처분을 하는데, 살처분이 최선의 방법이 아니라고 주장하는 근거가 무엇인지 물었다.

> "대량 살처분이 필요하다고 결정하는 밑바탕에는 '구제역은 아주 위험한 질병'이라는 인식이 숨어 있습니다. 또 국가 간 무역에 관한 이슈가 작용하기도 하지요. 백신을 사용하면 수입 제한 조치나 패널티를 받게 되기 때문이죠. 구제역은 19세기

에도 심각한 질병이었지만 살처분을 해야 할 필요성은 느끼지 못했어요. 이 병은 전파가 빨랐지만 동물은 곧 회복했습니다. 또한 그때는 무역에 대한 레짐Regimes, 합의되거나 명시적인 규칙도, 백신도 없었습니다. 따라서 살처분에 대한 요구도 없었습니다. 영국은 축산 산업이 커질수록 힘을 보여줘야만 했습니다. 가축이 돈이 될수록 정책을 만들 수 있는 힘이 생겼고 오래된 질병에 대한 대응이 필요했습니다. 그러면서 소를 키우는 업자를 중심으로 국가 책임론이 대두되고 이 병을 컨트롤하기 위해서는 동물을 죽이는 방식이 필요하다는 것이죠."

우즈 교수의 주장에 따르면, 결국 가축을 키우는 것이 산업화될수록 이 생명들이 '비용'으로 계산되는 셈이다. 구제역은 전파 속도가 매우 빠른 질병으로, 축종畜種에 따라 치사율이 다르다.

일반적으로 소보다는 양이 더욱 많은 피해를 입는다고 한다. 소가 구제역에 감염되면 고열이 발생하고 이틀에서 사흘 후 열이 내린다. 또 입속에 수포가 생겨 끈적끈적한 침을 흘리며 발굽에도 수포가 생겨 걸음을 걷기 힘들어진다. 다 자란 성체의 경우 체중이 감소하고 우유 생산량이 급격히 감소하기도 한다. 어린 송아지일수록 심근염 등이 발병해 폐사할 가능성이 커진다. 하지만 다 자란 성체는 병에 걸렸다고 해서 모두 죽지는 않는다. 그럼에도 불구하고 구제역이 발생하면 살처분으로 막는 이유는 무엇일까? 그것은 바로 감염에 따른 생산성의 감소 때문이다.

요즘처럼 가축을 대량 사육하는 방식하에서 구제역 바이러스의 빠른 전염력은 농가의 생산력에 치명적인 영향을 미친다. 따라서 축산업을 보호하기 위해 빠른 살처분으로 전염의 길목을 차단하는 것이다. 어떻게 보면 상당히 합리적이다. 최소한 인간의 입장에서는 그렇다. 하지만 동물을 인간으로 치환해서 생각해보면 말도 안 되는 일이 벌어지고 있는 것이다.

　극단적으로 비유하자면 코로나가 치명률이 낮음에도 전염력이 강하다는 이유로 발병 지역의 사람을 모두 죽여 전염을 차단한다고 하면 과연 누가 이해할 수 있을까? 질병이 아무리 치명적이라도 인간에게는 이런 잣대를 들이댄 적이 없다. 하지만 가축에게는 이런 기준이 버젓이 적용된다. 심지어 구제역의 백신은 오래전에 개발됐다. 그럼에도 불구하고 많은 나라에서 백신보다는 살처분이 우선인 정책을 사용하고 있다.

　'살처분'은 축산 선진국에게 청정국의 지위를 안겨주는 역할을 한다. 우즈 교수의 주장처럼 영국이 축산 강국의 역할을 하기 위해 살처분 정책을 시행하자 이것이 표준에 가까운 정책이 된 것이다.

　현재 세계동물보건기구는 각 나라를 구제역 발병 상황에 따라 백신 여부와 상관없이 구제역이 발생하는 곳, 백신 접종하에 구제역이 발생하지 않는 곳, 백신 접종 없이 구제역이 발생하지 않는 곳으로 분류한다. 이 가운데 백신 접종 없이 구제역이 발생하지 않는 곳으로 분류된 나라가 가축 및 육류의 수출 시장에서 우위를 점유한다. 그렇기 때문에 우리나라를 포함한 영국 등의 축산 선진국에서는 이

부류인 청정국에 속하기 위해 노력하고 있다.

백신이 있음에도 여전히 살처분이 가장 깔끔한(?) 방법이라 인정받고 있는 것이다. 사실 유럽에서는 이 백신 사용에 대해 오랜 시간 동안 논쟁이 있었다.

우즈 교수의 주장에 따르면, 백신은 이미 오래전에 개발됐는데 유럽연합에서는 이 백신의 사용을 금지하고 있다고 한다. 발생 가능성도 줄었지만, 바이러스가 연구실로부터 유출되는 등의 문제로 백신 생산을 중단하고 살처분으로 회귀하자는 논의도 있다고 한다.

유럽연합에서 모두가 마치 결의라도 한 듯 백신을 쓰지 않는다는 것은 그 속에 국가 간 합의가 있었음을 유추할 수 있다. 따라서 구제역의 살처분 정책에 대한 논의 과정을 알아보는 것은 의미가 있다. 이를 이해하기 위해서는 영국 귀족의 혈통 종에 대한 사랑 이야기를 빼놓을 수 없다.

'구제역=살처분' 영국의 이율배반적인 혈통 종 사랑

2018년 9월 6일, 우리는 런던에서 서쪽으로 약 200㎞ 떨어진 헤리퍼드셔Herefordshire 주로 향했다. 영국은 신기하게도 런던만 벗어나면 금방 시골의 정취가 느껴진다. 약간 미국 서부의 느낌도 난다.

점심식사를 하기 위해 잠시 들렀던 컨트리풍의 레스토랑에서는 홍차를 앞에 두고 할아버지들이 한참 담소를 나누고 있었다. 시골 지역에 갑자기 동양인들 (그것도 덩치가 큰) 몇 명이 들어오자, 갑자기 할아버지들의 눈빛이 변한다. 장난을 치고 싶은 모양이다. 어디서 왔냐고 묻기에 "코리아"라고 대답했더니 북쪽을 가리킨다. "하하" 웃으며 "핵미사일 수출하러 왔다"라고 하자, 폭소가 터진다. 영국인은 유머나 위트를 좋아하는 사람들이다.

시골길을 내달렸다. 타임머신을 타고 과거에 온 듯한 느낌이 들었다. 차량이 한 대씩 '교행'을 해야 하는 시골길이라니…. 21세기에 느껴보는 아날로그 감성이 꽤 신선했다. 중세 도시 같은 해리퍼드Hereford를 지나 우리의 목적지인 건지소Guernsey cow 농장에 도착했다. 언덕에 위치한 목장은 경비행장 활주로만큼 넓었고 그 사이사이에 연갈색 무늬의 소들이 한가로이 풀을 뜯고 있었다.

건지소의 생김새는 연갈색 젖소와 비슷하다. 너무나 예쁘고 사랑스러워 농장의 담벼락으로 다가가니 우리에게 성큼성큼 다가온다. 촬영 중인 카메라를 유심히 바라보더니 갑자기 렌즈를 쓰윽 핥아버린다. 이 얼마나 소牛스러운가? 건지소의 예상치 못한 공격(?)에 행복했다.

저녁노을이 지기 시작했다. 언덕 사이로 보이는 목장의 풍경이 저녁노을에 아름답게 물들었다. 우리는 영국 전원田園의 풍경에 금방 매료됐다.

다음날 이 소들의 주인인 마크Mark 씨를 만나 건지소의 특징, 건지소를 키우는 자부심, 영국 혈통 종에 대한 이야기 등을 나눴다. 건지소는 주로 우유를 생산하는 목적으로 키우는데, 건지소의 우유는 지방이 많고 고소하며 풍미가 있다. 이 우유를 2차 가공해 아이스크림을 만들어 파는데, 일반 아이스크림보다 비싼 가격에 유통된다.

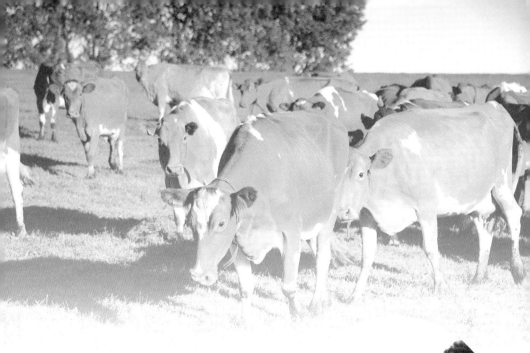

대를 이어 농장을 운영하는 마크 씨는 수백 년이 된 돌집을 내부만 리모델링해 살고 있었다. 그는 우리에게 옛 축사를 개조한 건물을 숙소로 제공했는데, 그 덕분에 영국 특유의 멋이 잘 어우러진 농장에서 평온한 시간을 보낼 수 있었다. 이 목장도 지난 2001년 살처분을 했던 농장이라고 했다. 옆 농장에서 구제역이 발생해 어쩔 수 없이 이 농장의 건지소도 살처분을 당했다고 한다. 뭔가 할 이야기가 많아 보였지만 계속 "어쩔 수 없는 선택"이었다는 말만 되풀이했다.

영국 헤리퍼드셔 지역의 농장에서 사육되는 건지소

"병을 막기 위해 어쩔 수 없이 예방적 살처분을 할 수밖에 없었어요. 마치 산불을 막기 위해 나무를 자르는 것처럼요(2001년 당시). 6주 전에 어느 정도 알고 있었습니다. 소들을 지키기 위해 목초지에 내놓지 않고 숨죽여 기다렸어요. 많은 긴장 속에서 날들을 보냈습니다. 하지만 공무원들이 결국 농장에 왔고 살처분이 진행됐습니다. 정부는 시세에 맞춰 보상해 줬습니다."

우리는 왜 백신을 접종시키지 않았냐고 물었다. 그러자 마크 씨의 대답은 다음과 같았다.

"구제역에 대해 나라에서 따로 백신을 접종시키지는 않습니다. 살처분으로 막을 수 있기 때문에 평소에는 밀크테스트, 피검사 등을 통해 항상 모니터링됩니다. 이 방식으로도 구제역이 잘 컨트롤됩니다."

이 목장의 순한 소들처럼 농장 주인도 정부 정책에 순응하는 모습이었다. 인터뷰를 진행하다 보니 정부 정책에 대한 이야기에는 좀 불편해하는 기색이 보였다.

하지만 건지소에 대해 질문을 하면 무척 행복해 보였다. 살처분을 했다면 본인들도 분명 피해가 컸을 텐데 그는 왜 어떤 불만도 말하지 않았을까? 그의 무심함에 놀랐다. 건지소 자랑에 신이 난 농장 주인은 우리에게 1년에 한 번 영국에서 혈통 종種 대회가 열리는 쇼에 함께 가기를 권유했다. 본인들은 아이스크림을 소개하기 위해 이번 쇼에 참가한다고 했다. 우리는 이 제안을 흔쾌히 수락했다.

킹턴쇼Kington Show는 영국의 축산업 박람회다. 1년에 한 번 잉글랜드 킹턴Kington 지역에서 열리는 행사로, 소나 양의 우수한 혈통 종을 소개하고 그 가치를 인정받는 쇼이기도 하다. 영국 전역에서 모인 농민들이 한 해 동안 잘 키운 우수한 품종의 소와 양, 말 등을 데려와 기량을 뽐낸다. 어떻게 보면 농민들의 자부심이 걸린 승부의 장인 것이다. 우리나라의 청도 소싸움도 이와 비슷하다고 할 수 있다.

킹턴쇼는 토마스 칼튼 스카라트Thomas Carleton Skarratt, 1818~1908라는 인물에 의해 탄생했다고 하는데, 1848년 이곳에서 시작돼 이제는 유서 깊은 전국 행사가 됐다. 주최 측에서는 이런 형태의 행사가 약 140년 정도 열렸다고 한다. 전국 각지에서 모인 농부가 자기 가축을 뽐내고 또 그 가족들은 다른 농부가 키운 가축을 보며 즐기는 쇼로, 그만큼 영국에서는 일찍부터 영국의 축산 산업에 대한 자부심이 대단했다고 유추할 수 있다. 특히 이 쇼에서는 영국의 전통

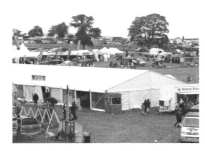 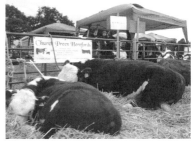

영국 킹턴 지역에서 매년 열리는 축산업 박람회인 '킹턴쇼' 행사 현장

품종뿐 아니라 거구의 소, 깔끔하게 털을 깎은 양이나 염소 등도 볼 수 있다.

킹턴쇼는 상시 행사가 아니기 때문에 거대한 목초지에 둥근 간이 담장이 쳐 있고 군데군데 흰색 간이 천막으로 된 부스가 마련돼 있었다. 전형적인 농촌 축제다. 하지만 한국의 농촌 축제와는 분위기가 다르다. 흥겨운 트로트 노래가 즐비한 우리나라의 농촌 축제보다는 좀 더 정제된 느낌이다. 뭔가 클래식이 느껴진다. 약간은 흥분된 운동회 같은 느낌이랄까.

건지소 농장에서 약 20~30㎞ 떨어진 킹턴 지방에 도착한 것은 아침 9시경이었다. 야외에 마련된 주차장에 차를 세우니 가축 냄새가 났다. 그렇게 기분 나쁜 냄새는 아니었다. 쇼가 한창인 곳에 들어서니 분주하게 양털을 깎으며 경연을 벌이는 사람들, 커다란 간이 경기장에서 마상대회를 하는 아이들의 모습 등이 먼저 눈에 들어왔다. 특히 거대한 메인 홀에서는 영국 특유의 위트가 담긴 캐스터의 해설이 계속 흘러나오고 있었다. 캐스터가 한국에서 취재를 왔다는 사실을 귀에 딱지가 앉을 정도로 말해준 덕분에, 축제에서 유일한 동양인인 우리를 모두 반가운 눈빛으로 맞아줬다.

소들이 줄지어 있는 경기장으로 발걸음을 옮겼다. 종種별로 가장 우수한 소를 뽑는 경기장이었는데, 웰시 블랙Welsh Black이라는 종의 커다랗고 까만 소가 눈에 띄었다.

천막별로 자신의 소를 묶어놓고 빗질이 한창이었다. 대회 참가자(목장주)는 모두 의사처럼 흰 가운을 착용하고 있었는데, 그 가운 때

문인지 그들의 손길이 아주 전문적이고 세심해 보였다. 웰시 블랙 종
중에 가장 큰 소를 가진 농장주를 만나 잠시 인터뷰를 했다.

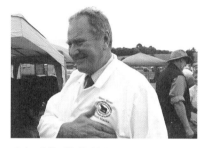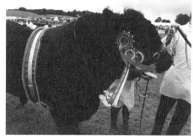

킹턴쇼에 참가한 한 웰시 블랙 종의 농장주와 우승한 웰시 블랙 종(오른쪽)

"순종 혈통 종을 키우기 위해서 특별한 노력을 하는 것이 있나요?"

"열정으로 기릅니다. 100% 열정이에요. 기본적으로 인간의
손길이 닿지 않는 시스템에서 생산된 풀을 먹여 키웁니다.
24~30개월이 되면 성우가 되는데, 영국 대륙에서는 40개월
이 지나야 출하시킵니다. 이 웰시 블랙은 환상적인 소라고 생
각합니다. 세계 최고에요."

영국 농장주의 자부심이 느껴졌다. 이어서 살처분은 어떻게 생각
하는지 물어봤다.

"구제역과 같은 극한의 케이스에는 살처분이 정답이라고 생각
합니다. 하지만 (발병지를 중심으로 동그랗게) 링Ring 방역대를 설

정한 후 살처분을 진행하면서 병의 추이를 살펴보고 병에 걸린 가축과 그렇지 않은 가축을 나눠 살처분하는 것이 바람직하다고 생각합니다. 2001년의 경우에는 정부에서 (발병 농가) 10㎞ 이내의 소들을 살처분하도록 지시했는데, 그것을 대량 살처분이라고 생각하지 않습니다. 저는 당시 정부의 컨트롤이 적절했다고 생각합니다."

영국은 세계 최대의 매립지가 있는 나라다. 하지만 농장주들의 인식은 조금 다른 것 같아 놀랐다. 영국은 적절한 살처분 정책을 통해 질병의 컨트롤이 잘되는 나라이고 대량 살처분은 일어나지 않는다는 믿음이 있었다. 그렇다면 혈통 종을 키우는 사람들은 백신에 대해 어떻게 생각할까? 구제역 백신 접종에 대한 의견을 물어봤다.

"나는 나의 가축에 대해 살처분 명령이 떨어진다면 아주 화가 날 것 같습니다. 하지만 방법이 없다고 생각합니다. 왜냐하면 백신을 맞히면 이후 세대에 영향을 미칠 것이고 마켓에서 팔리지도 않을 것이기 때문입니다."

이것이 대부분의 영국 농장주가 백신에 대해 갖고 있는 일반적인 생각이다. 그들은 정부에 대한 확고한 믿음이 있었고 백신보다 살처분 정책을 통한 컨트롤이 효과적이라고 생각했다. 무엇보다 영농 생활에 높은 자부심을 지니고 있었다. 물론 쇼의 특성상 그런 사람들이 전국 각지에서 모였을 것이라고 생각하지만, 그들의 높은 자부심과 긍지는 신선한 충격이었다. 특히 놀라운 점은 이 쇼에 참가한 참가자 중 20대 정도의 남녀 청년들을 쉽게 찾아볼 수 있다는 것이다. 그중 양을 키우는 한 젊은 농부에게 전원생활에 대해 만족하느냐고 물었다.

> "저는 농장에서 태어났고 계속 농부가 되길 원했습니다. 가축을 잘 기르고 좋은 상품으로 만드는 것이 나에겐 큰 자부심입니다. 영국은 젊은이들이 농사짓기 좋도록 국가 기구도 잘 조직돼 있고 지원도 이뤄집니다. 전원생활이 핫(Hot)하고 어려운 산업 중 하나지만 그래도 잘 적응해 나가고 있습니다. 가축의 전염병에 대해서는 걱정이 많지만, 동시에 이를 해결해 나가기 위한 노력도 많이 하는 것으로 알고 있습니다."

이 말을 들으니 영국 축산의 미래가 밝게 느껴졌다. 가장 인상 깊었던 점은 국가의 컨트롤을 굳게 믿고 있는 것이었다. 스스로 컨트롤할 수 있다는 믿음, 이것이 살처분 일변도의 정책을 만든 것인지도 모른다.

아비게일 우즈 교수가 책을 통해 우려했던 점이 바로 이것이다. 우리가 잘 알다시피 영국의 기후는 습도가 높고 강수량이 풍부하다. 그래서 풀이 잘 자란다. 도시를 조금만 벗어나면 거대한 목초지에 한가로이 풀을 뜯어먹는 소나 양들을 쉽게 볼 수 있다. 또한 여름과 겨울이 엄청 덥거나 춥지 않다. 그래서 가축들에게 좋은 풀을 먹일 수 있다고 한다. 기후가 좋기 때문에 좋은 축산이 가능하다. 영국의 좋은 농장들은 대를 이어 운영되며 좋은 종은 대륙으로 수출되기도 한다.

어쩌면 영국은 섬나라의 특성상 외부로부터의 전염병에 무(無)관용주의를 선택했는지도 모른다. 문제는 무관용의 원칙이 모든 소에게 적용되지 않았다는 점이다. 현재는 종에 상관없이 모든 소나 양들에 대해 살처분을 하는 원칙을 고수하고 있지만, 예전 1920년대의 상황은 이와 달랐다고 한다.

아비게일 우즈 교수의 책에 따르면 구제역이 발생했을 때 귀족들이 키우는 권위 있는 혈통 종들은 살처분을 면했다고 한다. 즉, 옛날에는 영국 고유의 종에 대해서는 살처분을 면해주고 외국에서 들여온 종에 대해서만 살처분을 했다는 것이다.

> "1920년대 영국의 혈통 있는 소들은 살처분을 면했습니다. 귀족들이 키우는 혈통 소들은 병에 걸려도 살처분을 하지 않았습니다. 하지만 근처의 동물들은 그 혈통 종을 지키고 병의 전파를 막기 위해 살처분해야만 했습니다."

그 당시에는 왜 이런 일이 벌어졌을까? 우즈 교수는 다음과 같이 말했다.

> "정책상으로 보면 감염된 소들은 무조건 살처분해야 합니다. 혈통 종은 국가의 유산으로 간주되므로 살처분을 면했습니다. 또한 그 혈통 종은 전 세계로 수출되기도 했습니다. 그래

서 이런 종들은 부자들이 길렀습니다. 반면 일반 종들은 특별한 점이 없었습니다. 오너들도 힘이 없는 사람들이었죠."

이 인터뷰가 시사하는 점은 두 가지 측면에서 생각해볼 수 있다. 첫째, 구제역에 대한 생각과 국제 표준이 된 정책의 배경이다. 우선 구제역에 대해 생각해보자.

영국의 사례들을 종합해보면, 컴브리아 사태와 같이 구제역은 전염이 빠르고 생산성을 떨어뜨린다. 확실히 심각한 질병임에 틀림없다. 하지만 1920년대의 일어났던 종種에 따른 살처분의 불평등을 생각해보면 구제역은 무조건 살처분을 해야 하는 질병은 아니었다. 특히 귀족의 소들은 보호받고 일반 농가의 소는 보호받지 못했다는 사실로 미뤄볼 때 이 정책이 자리잡게 된 배경에는 뭔가 힘 있고 국가 정책에 대해 영향력이 있는 귀족의 마인드가 숨어 있다. 이것이 바로 국가 책임론이 강한 살처분 정책이 안착될 수 있었던 배경이다. 즉, 자국의 축산에 대한 보호주의가 살처분 정책의 숨겨진 이면이라고 짐작해볼 수 있다. 우리 것을 보호하기 위해 외국에서 들여온 종은 모두 죽여도 마땅하다는 생각이 강력한 살처분 정책의 핵심인 것이다.

최근 코로나19 사태로 외국인이나 입국자에 대한 혐오가 팽배해 있다. 이런 혐오의 배경에는 그 옛날 영국에서 살처분이 정책적으로 수용되던 사고방식이 숨어 있다. 자국 축산업계를 보호하기 위해 외국에서 유입되는 모든 것을 차단하길 원한 것이다. 특히 영국과 같은 섬나라에서는 그 정도가 심했을 것이다.

식민지가 많았던 영국은 식민지에서 들여오는 외래종에 대해서 낮은 서열을 매기고, 심지어 자기 편의에 따라 죽일 수도 있다는 생각을 자연스레 지니게 된 것이다. 그래서인지 영국에서 만난 대부분의 농부들은 살처분은 어쩔 수 없는 대안이라는 생각을 하고 있었다. 살처분은 자국의 축산을 보호하기 위한 조치라는 생각이 깊이 뿌리박혀 있는 것이다.

영국에서 만난 많은 농부들은 모두 좋은 사람들이었다. 그들은 내내 친절했다. 그리고 하나같이 살처분은 어쩔 수 없이 해야만 하는 정책이라고 생각하고 있었다. 백신에 대해서는 대부분 부정적인 반응을 보였다. 시장에서 유통되지 않는다는 것이 그 이유였다. 세계 최고라고 자부하는 그들의 혈통 종과 축산업이 만든 강력한 방식이 바로 '살처분'이었던 것이다. 아비게일 우즈 교수는 이런 점을 간파하고 책을 썼다.

섬나라 영국과 유럽 대륙 국가의 차이

모든 유럽 국가가 이렇게 생각하는 것일까? 우리는 영국과 다른 나라의 생각을 비교해보기 위해 네덜란드로 향했다. 런던에서 비행기로 두 시간이 채 안 걸려 암스테르담에 도착했다. 공항을 거쳐 많은 사람이 사는 신시가지에 들어서니 둥글둥글한 영국의 집과 달리, 각진 사각형 집들이 많이 보였다. 같은 유럽인데 느낌이 사뭇 달랐다. 이곳 농부들은 어떤 생각을 지니고 있을까?

우리는 암스테르담에서 교외로 약 2시간 떨어진 남 홀란드 주 비스켄스흐라프Bieskensgraaf에 위치한 농장에 방문했다. 파란 하늘, 광

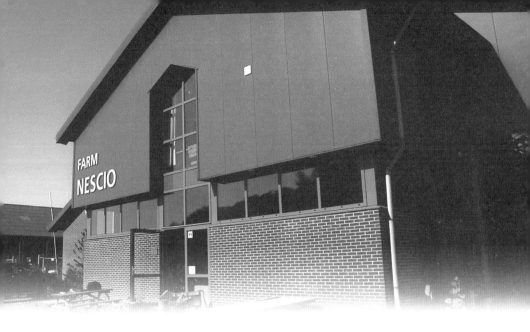

네덜란드의 한 젖소 농장 전경

활한 평지에 위치한 초록 목초지 그리고 신식으로 지어진 빨간색 건물의 대형 축사가 아주 인상적인 농장이었다.

　이곳은 젖소를 주로 키우는 농장으로, 모든 시스템이 자동화돼 있었다. 먹이를 주거나 젖을 짜는 것 모두 기계가 대신 한다. 심지어 청소까지 기계가 한다. 농장은 정갈했다. 소들은 자유롭게 목초지를

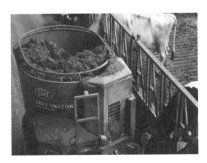
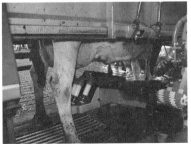

네덜란드 남부 비스켄스흐라프(Bieskensgraaf)에 위치한 한 젖소 농장

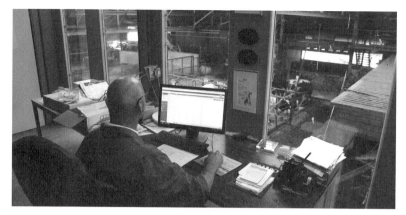
농장주인 베르흐 씨가 컴퓨터 프로그램을 통해 농장과 젖소의 상태를 살피고 있는 모습

드나들며 풀을 뜯거나 기계가 공급하는 건초를 먹었다. 그리고 젖이 차면 자연스레 기계에 들어갔다. 그러면 기계가 젖소의 젖을 찾아내 자동으로 우유를 짜내기 시작했다. 완전 신세계였다.

> "저는 하루에 두 번 컴퓨터를 통해 모든 소의 건강 상태를 모니터해요. 모든 젖소가 젖을 짰는지, 소들이 전반적으로 건강한지, 체온은 어떤지 등을 이 컴퓨터를 통해 체크합니다. 이 시스템을 사용하면 수의사와 정보를 빨리 공유할 수 있어서 좋습니다."

농장주 아드 반 드 베르흐Ad van de Berg 씨가 이 농장의 자동화 시스템을 친절하게 설명해줬다. 이와 아울러 네덜란드 목장의 전반적인 시스템도 알려줬다. 네덜란드는 우유 회사가 계약한 젖소의 건강 상태를 24시간 모니터링한다고 했다. 우유 회사는 자신들이 배급하는 농장의 소들이 어떤 병을 앓고 있고, 몇 마리가 아픈지, 몇 마리가 죽었는지에 대한 모든 정보를 갖고 있으며 각 농장마다 건강 상태 점수를 이용해 우유 가격을 결정한다고 한다. 이런 자동화 시스템을 이용하면 우윳값을 받는 데 우위를 점할 수 있다고 한다.

이렇듯 사람이 직접 개입하지 않는 농장의 시스템은 노동력을 절감하는 데 많은 도움이 된다. 목장 일은 고되고 힘들다. 따라서 전통적인 방식의 농장들은 인력이 많이 필요하다. 그만큼 이 농장의 시스템은 혁신적이었다.

농장주는 컴퓨터 모니터를 보면서 각 소의 상태를 체크하고 우유의 생산량을 모니터한다. 어떤 소의 생산량이 감소하면 즉각 반응해 어떤 질병이 돌고 있는지 체크할 수 있다. 또한 이 시스템을 사용하면 인간과 동물의 접촉 빈도가 낮기 때문에 전염병이 돌 확률이 현저히 낮아진다.

물론 네덜란드 농가 전체에 해당하는 이야기는 아니다. 하지만 네덜란드는 1:1 매칭 시스템이 있다. 이는 전담 수의사를 두는 제도로, 약 10년 전부터 시작됐다고 한다. 농장과 매칭된 수의사는 농장에 정기적으로 방문해 가축의 상태를 체크한다. 이 시스템의 장점은 신속한 대처가 가능하다는 점이다. 즉, 농장의 가축에 이상이 생겼다고 생각하면 즉시 수의사가 개입한다. 그리고 질병에 대한 보고가 즉시 이뤄진다. 이렇게 빨리 대처하면 질병을 통제하기가 쉬워진다. 쉬워진다. 많은 동물을 죽이지 않아도 되는 것이다.

베르흐 씨에게 네덜란드의 농부들은 가축의 살처분이나 백신에 대해 어떤 생각을 갖고 있는지 물었다.

"제게 살처분 경험은 한 번도 없습니다. 다만 20년 전(2001년) 네덜란드에서 구제역이 돌아 다른 농장들이 살처분하는 모습을 보며 충격을 받았습니다. 네덜란드는 인구가 사는 인구 밀집도가 높은 나라입니다. 그래서 건강한 동물을 살처분하는 것을 인정하지 않습니다."

건강한 동물을 살처분하지 않는다는 말에 눈이 번쩍 뜨였다. 영국의 농부들과는 분위기가 다르다. 그렇다면 수의사의 입장은 어떨까? 이 농장의 전담 수의사인 알버트 폴머 씨에게 살처분에 대한 의견을 물었다.

"2001년 구제역이 발생했을 때, 많은 가축이 살처분됐습니다. 하지만 이런 방식은 네덜란드 국민이나 사회가 원치 않습니다. 이제는 법이 제정돼 미래에 다시 구제역이 발생하더라도 2001년과 같이 대량으로 살처분하는 일은 없을 겁니다. 현재 정부의 동물의 전염병 통제는 잘되고 있다고 생각합니다. 하지만 각 농장이나 우유 회사, 수의사가 어떻게 운영하는지가 가장 중요합니다."

수의사도 살처분 방식을 원치 않는다고 했다. 무엇보다 이제 법이 제정돼 다시 구제역이 발생해도 대량 살처분은 없을 거라는 말에 충격을 받았다. 농장주와 수의사를 인터뷰하며 느낀 점은 외국에서 들어오는 질병은 어쩔 수 없기 때문에 살처분과 같은 극단적

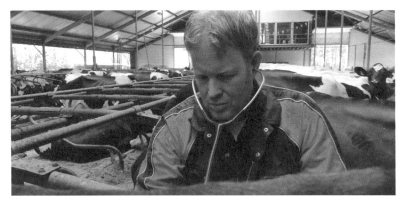
수의사 알버트 폴머 씨가 젖소를 진찰하는 모습

인 방법보다 최대한 피해를 줄이고 살처분을 최소화하는 것을 선호
한다는 것이다.

유럽 대륙 국가들의 상황을 보면 네덜란드 농장주가 가진 질병에
대한 인식을 쉽게 이해할 수 있다. 사실 한국도 분단국가라는 특수
성 때문에 상황이 섬나라와 비슷하다. 섬나라는 국경이 붙어 있는
국가가 드물고 자유로운 왕래도 힘들다. 그래서 외국으로부터 들어
오는 바이러스를 극도로 싫어하는 경향이 있다. 우리나라에서 구제
역이 터질 때마다 해외여행을 다녀온 농장주에 대한 비난 여론이 거
세게 일어나는 것도 바로 이런 이유다.

하지만 유럽의 대륙 국가들의 상황은 다르다. 자유로운 왕래가 가
능하고 국경도 붙어 있다. 송아지도 옆 나라의 우시장에서 자유롭게
사온다. 주로 독일과 동유럽의 송아지를 많이 들여온다고 한다. 심지
어 국경이 붙어 있어 구제역과 같은 질병은 바람을 타고 쉽게 전파될
수 있다. 우리나라의 충청도가 경기도, 경상도, 강원도와 붙어 있는
것과 같다. '이웃'의 개념인 것이다. 그래서 영국처럼 자신의 혈통 종

을 보호하기 위해 외래종을 죽여 버리는 식의 살처분 정책은 이들에 겐 상식 밖의 이야기처럼 느껴지는 것이다.

그래서 네덜란드와 같은 유럽 대륙국가에서는 백신을 살처분 방식에 함께 사용하는 방식을 고안해냈다[*]. 발병 농가를 중심으로 원을 그리고 방역대를 형성해 전염된 농가에서 먼 농가부터 백신을 접종해 전파를 신속히 차단하고 이후 백신 맞은 가축들도 서서히 선택적으로 살처분하는 방식이다.

베르흐 씨는 심지어 이 백신 맞은 소들을 국내 소비용으로 유통해도 괜찮지 않을까 하는 생각을 지니고 있었다.

구제역 살처분 프리 선언, 백신

네덜란드 농장주와 수의사의 생각은 한결같았다. 살처분은 국민들이 원치 않는 방식이라는 점이다. 그렇다면 살처분을 하지 않고 구제역과 같은 급성 전염병을 어떻게 막을 수 있을까?

네덜란드인들은 신속한 차단과 관리 그리고 '백신'에 대한 믿음이 있었다. 실제로 네덜란드는 가축 전염병이 발생하면 구획을 나눠 스탠드 스틸Stand Still, 즉 '이동 제한'을 실시한다. 더치 컴파트먼트 Dutch compartment라고 불리는 이 구획은 도로를 중심으로 20개의 설정하고 이를 다시 큰 구획으로 설정해 이동을 쉽게 통제하는 제도이다. 좀 더 자세하게 설명하면, 네덜란드에는 12개의 행정구역이 있

---

[*] 이런 방법을 '링-백시네이션(Ring-Vaccination)'이라고 하며 '포위접종'이라고 부르기도 한다.

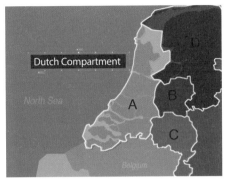
더치 컴파트먼트

는데 이와는 별개로 20개의 구역으로 방역 구역을 설정한다고 한다. 행정 구역이 아니라 도로와 축종, 사료 공장의 위치 등과 같은 요소를 고려해 20개로 방역 구역으로 나누고 이를 3~4개의 큰 구획으로 나눠 이동을 통제하는 것이다. 우리나라와는 사뭇 다른 방식이다.

우리나라는 살처분에 대한 명령을 각 시, 도지사의 명령으로 집행하지만 이에 대한 판단과 대처에 관한 사항은 정부 부처에 의존하는 편이다. 이렇게 되면 자연스럽게 행정 구역을 중심으로 방역대가 형성된다고 볼 수 있다. 하지만 더치 컴파트먼트는 인근 지역을 중심으로 방역대를 형성하기 때문에 더욱 현실적인 대책이라 볼 수 있다.

네덜란드는 이에 착안해 더욱 많은 왕래가 이뤄지는 도시를 중심으로 방역 구역을 설정한 것이다. 일단 구제역이나 고병원성 조류인플루엔자HPAI와 같은 급성 전염병의 발병이 의심되면 즉시 전 농가에 3일간의 이동 중지 명령을 내리고 20개의 구역을 다시 3~4개의 큰 구역으로 나눠 관리한다. 발병 구역을 제외하고 먼 곳의 큰 구역 내에서는 이동 제한을 완화시켜 농가의 피해를 최소화하는 방식인 것이다.

이런 네덜란드 방역의 핵심은 무엇일까? 우리는 이에 대한 답을

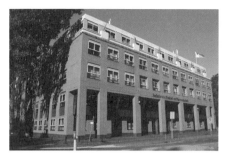
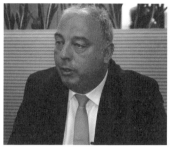

네덜란드 식품–소비자안전국(NVWA) 건물과 프레드 드 클락 수석 가축 방역관(오른쪽)

듣기 위해 암스테르담에 위치한 NVWANederlandse Voedsel- en Ware-nautoriteit, 네덜란드 식품 및 소비자 안전국를 찾았다. 우리나라의 세종청사처럼 멋진 건물은 아니지만 갈색의 각진 건물이 인상 깊었다. 이곳에서 프레드 드 클락Fred de Klerk 수석 가축 방역관을 만나 인터뷰를 했다. 말끔한 수트 차림에 중저음의 목소리가 인상적인 사람이었다.

"네덜란드에서는 구제역 백신을 따로 쓰고 있는지요?"

"네덜란드 백신 정책의 시작은 링–백시네이션을 실시한 후 살처분하는 방식으로 진행됩니다. 이는 '포위 접종'이라 불리는 방법으로, 발병 농가를 중심으로 수 km의 방역대를 형성해 바깥에서부터 백신을 접종해 병의 확산을 조기에 막은 후 그 방역대 안의 가축을 살처분하는 방식을 사용합니다. 하지만 지금은 디바DIVA, Differentiating Infected from Vaccinated An-imals 백신 개발을 계기로, 방향을 치료 위주로 전환했습니다. 백신 정책이 잘 수행된다면 더 이상의 살처분은 없을 겁니다."

"백신을 쓰는 것이 유럽연합의 합의 규정을 위반하는 것이 아닌지요?"

"맞습니다. 유럽연합의 허락을 받아야 합니다. 사실 네덜란드는 백신 정책에 대한 제안서를 이미 준비하고 있습니다. 그래서 구제역이 발병하면 언제든지 제안서를 제출하고 허락을 받아낼 예정입니다. 어떤 타입의 바이러스인지를 알면 백신을 바로 만들 수 있습니다. 어떤 아형Subtype, 하위 변형의 구제역 바이러스가 나오더라도 바로 대응할 수 있도록 연구 시설을 구비해 놓았습니다."

"디바 백신에 대한 언급이 있었는데, 현재 어디까지 진행된 상태인가요?"

"미래에는 디바 백신을 사용할 예정입니다. 이 백신을 감염된 동물과 감염되지 않은 동물을 구별해 접종합니다. 우리는 전부 살리기 위한 백신 접종을 하고 있고요, 백신 접종 이후에는 더 이상 (구제역으로) 동물들을 살처분하지 않을 겁니다."

예상대로 네덜란드의 정책은 백신에 대해 상당히 호의적이었다. 농가, 정부 모두 대규모 살처분을 통한 전염병의 통제에 대해서는 부정적인 입장을 보였다. 디바 백신의 개념은 이름 그대로 항체가 생긴 (유도된) 동물이 백신 때문인지, 감염 때문인지를 구분할 수 있게 고안된 백신이다. 이 백신을 접종한 동물이 일종의 모니터링 역할을 해주는 것이다.

네덜란드는 빠른 모니터링 시스템을 통해 그 바이러스의 아형에 맞는 백신을 2~3일 내에 빨리 생산해 접종하겠다는 계획을 갖고 있다. 이런 빠른 생산-접종 시스템은 좀 더 정확하고 신속한 방역 체계를 만드는 데 도움이 될 것으로 보인다. 만약 코로나 진단 키트가 좀 더 정확하고 신속하게, 그리고 대중에게 널리 쓰일 수 있도록 만들어진다면 질병을 통제하기가 훨씬 수월해질 것처럼….

네덜란드는 2018년도를 기준으로 초안을 만들어둔 상태라고 한다. 구제역이 발생하면 이를 제출하고 실행에 옮기는 것이 네덜란드가 의도하는 방역 정책이다.

무엇보다 네덜란드는 구제역에 대해서는 사실상 지금과 같은 대규모 예방적 살처분을 하지 않겠다는 포부를 밝혔다. 다른 나라와는 상관 없이 '마이 웨이'를 가겠다는 것이다. 이 얼마나 근사한 생각인가?

백신을 효율적으로 사용하기 위해서는 연구, 생산, 보존 설비의 삼박자가 완벽하게 갖춰져 있어야 한다. 세계에서 이런 시설을 잘 갖추고 있는 나라는 그리 많지 않다. 네덜란드는 인근 대륙 국가들과 국경이 맞닿아 있는 나라이다. 또한 국토의 크기도 그렇게 크지 않다. 따라서 전염병이 쉽게 퍼질 수 있는 구조이다.

섬나라인 영국은 국경 봉쇄가 쉽지만 대륙에 위치한 국가들에겐 먼 나라 이야기일 뿐이다. 따라서 살처분과 같은 극단적인 방식보다는 전염병을 극복하고 공생하는 방법을 선택한 것 같다.

백신 사용 여부보다 중요한 것은 국민의 선택과 인식이다. 백신의 개발과 생산, 보존 기술을 가능하게 하는 선행조치는 바로 국민의 인식이다.

우리나라에서 백신과 살처분을 바라보는 인식은 어떨까? 한국에서는 구제역과 고高병원성 조류인플루엔자와 같은 질병은 현재진행형이다. 일각에서는 풍토병처럼 인식해야 한다는 주장도 있다.

2019년에 한국에 상륙한 아프리카돼지열병ASF(African Swine Fever)을 생각해보면 쉽게 이해될 것이다. 아프리카돼지열병은 아직까지 백신도, 치료법도 없다. 유일한 대응책은 살처분뿐이다. 몇 년 사이에 갑자기 퍼지기 시작해 결국 우리나라에까지 들어왔다. 그 옛날 우역처럼 급성이며, 치사율이 높은 질병이다.

이는 구제역이나 조류인플루엔자와는 다른 특성이 있다. 구제역은 이미 계절 독감처럼 전 세계에 널리 퍼져있다. 조류인플루엔자는 거의 해마다 우리나라를 찾아온다. 아프리카돼지열병은 백신이 없지만, 나머지 두 질병은 백신이 존재한다. 처음 접해보는 바이러스와 만성화가 된 바이러스라는 확연한 차이가 있다. 하지만 우리는 어떤 질병이 찾아오더라도 모두 같은 방식으로 대응한다. 항상 살처분이 그 대응의 중심에 있는 것이다.

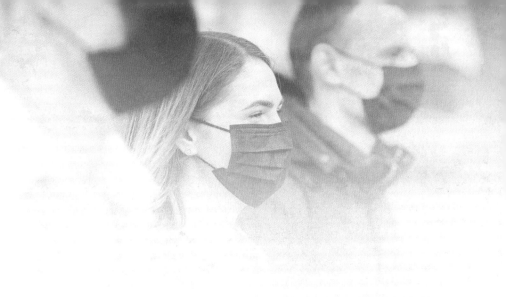

사람들은 과연 백신 맞은 고기를 사 먹을까?

어릴 적 우리 집은 작은 소 농장을 운영했다. 약 50여 두의 소를
키우면서 때가 되면 주사를 맞는 소를 보며 자랐기 때문에 구제역
백신을 맞는 것에 대해 별다른 거부감이 없었다. 하지만 주변 사
람들은 백신에 대한 심한 거부감을 드러냈다. 그 고기를 믿고 먹을
수 없다는 이유였다. '오염된 고기' 정도로 생각하는 것 같았다.
이 또한 도시 사람들은 모르는 '비가시성'의 세계였다.
농가의 입장도 이와 마찬가지였다. 취재를 나갔다 온 동료의 테이
프를 돌려보다가 한 농부가 목에 핏대를 세우며 방역 담당자들에
게 외치는 장면을 보게 됐다.
"백신 맞은 고기를 누가 사 먹어! 농민들은 죽으라는 거야?"

- 본문 중에서

2 대중의 공포심이 불러온 비극

우리는 수없이 많은 위험에 노출돼 있다. 하지만 종종 보이지 않는다는 이유로 왜곡되거나 은폐되기도 한다. 사실 바이러스의 위험성은 이미 많은 사람이 알고 있었지만 21세기 들어 코로나 대확산 사태를 맞기 전까지 인류는 이 '보이지 않는' 위험에 대해 심각하게 생각하지 않았다. 사람들에게는 이동과 만남의 자유가 있었다. 국경을 자유롭게 넘나들며 여행을 즐겼다.

2003년 사스SARS나 2015년 중동호흡기 증후군메르스, Mers도 지금처럼 대혼란을 야기하지는 않았다. 메르스의 경우 질병관리본부 기준으로 치명률이 20~46% 정도라고 하니 현재(2021. 1. 1. 기준) 우리나라에서 1.5%대의 치명률을 보이고 있는 코로나19에 비하면 엄청나게 무서운 질병이지만 대중의 인식은 코로나19의 공포심이 더 클 수도 있다. 왜냐하면 "나도 걸릴 수 있다"라는 명제가 따라붙기 때문이다.

"나도 걸릴 수 있다"는 말은 전파력이 강하다는 것을 의미한다. 치명률과 전파력은 반비례의 관계에 있는데, 숙주가 죽어버릴 만큼 치명률이 높으면 그만큼 전파 범위나 속도도 약해진다. 이와 반대로 치명률이 낮으면 그만큼 전파력이 강해진다. 같은 코로나 계열의 바이러스라도 메르스와 코로나19는 다르다. 코로나19는 치명률이 높았던 메르스 때와 달리 사회적인 공포심을 재생산하고 있다. 마스크 품귀 현상이 일어나고, 경기가 침체되고, 실업자가 넘쳐나는 등의 일은 치명률이 높은 무서운 바이러스 상황에서는 일어나지 않았던 것이다.

무엇보다 대중이 인식하는 바이러스의 무서움은 바로 "나도 걸릴 수 있다"는 두려움에 있다.

30초마다 한 명씩 죽어간다는 아프리카 대륙의 말라리아보다 우리 주변에 있는 식중독이나 계절성 독감이 더 무섭게 다가오기 마련이다. 따라서 개인적으로는 '전염력'이 공포심의 큰 변수가 된다. 특히 소리 소문 없이 다가오는 바이러스의 공포는 더더욱 그렇다. 그렇다면 가축의 전염병은 어떨까?

우리가 외면했던 것들

살면서 가축의 축사에 들어가 본 사람이 과연 몇 명이나 될까? 대관령 양떼목장처럼 푸른 목장을 뛰노는 가축을 본 것을 제외하고는 별로 없을 것이다.

이 경험치는 축종에 따라서도 차이가 난다. 예를 들어 소, 양과 같은 동물을 키우는 장면은 그나마 조금 쉽게 접했을 수 있다. 하지만 돼지 농장, 양계 농장, 오리 농장에 가본 사람은 거의 없다.

방역상의 이유로 이런 고밀도 사육 방식의 농장에는 일반인의 출입이 엄격히 금지돼있다. 무엇보다 가축의 분뇨 냄새와 사육 환경을 마주할 용기가 있는 사람이 많지 않다. 대부분의 사람들은 가축이 어떻게 길러지는지에는 관심이 없다. 그저 값싸고 맛있는 고기나 우유, 달걀을 얻으면 그만이기 때문이다.

다큐멘터리를 제작하는 나도 이 부분에 대해 많은 고민을 했다. 예전에 돼지띠의 해를 맞아 돼지 농장에 들어간 적이 있는데 마스크와 방역복을 충분히 갖추었는데도 쿰쿰하고 불쾌한 돼지 분뇨 냄새가 옷에 배여 결국 멀쩡한 옷을 버려야만 했다. 그걸 기억하면서도 이번 살처분에 관한 다큐멘터리를 제작하기 위해 어쩔 수 없이 가축 축사에 들어갔다. 맛있게 먹을 줄만 알았던 사람이 드디어 진실을 마주해야 하는 순간이 다가온 것이다.

2018년 어느 여름날 양계 농가가 섭외됐다. 섭외가 무척 힘들었다. 그 정도로 일반인이 들어가기 힘든 곳이 닭 농장이었다. 달걀은 마트만 나가면 쉽게 접할 수 있는 식품이지만 그 생산 현장에는 일

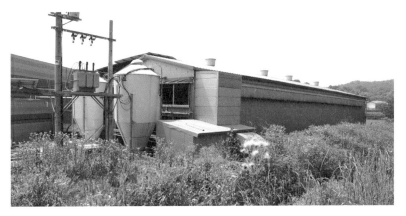

국내의 한 대형 양계장의 외부

반인들이 들어갈 수 없다. 물론 소규모로 닭을 키우는 농장은 어쩌다 한 번씩 가본 적이 있지만, 수십만 마리를 키우는 농장은 처음이었다.

농장 건물은 평범한 공장 같았다. 생각보다 큰 규모에 압도됐다. 저 안에 과연 몇 마리의 닭이 있을까?

이런 상황이 되면 가장 먼저 드는 생각이 바로 '공포'다. 미지의 영역으로 들어가려면 용기가 필요하다. 달 표면에 인류 최초 발자국을 찍은 우주비행사 루이 암스트롱의 심정을 알 것 같았다. 건물 밖으로 조금씩 새어 나온 닭의 분뇨 냄새 때문에 머리가 어지러웠다. 우리가 흔히 맡는 들판의 거름 냄새와는 차원이 달랐다.

양계 농장 내부 모습. 좁은 통로 양쪽으로 비좁은 케이지(닭장)가 선반처럼 이어져있다.

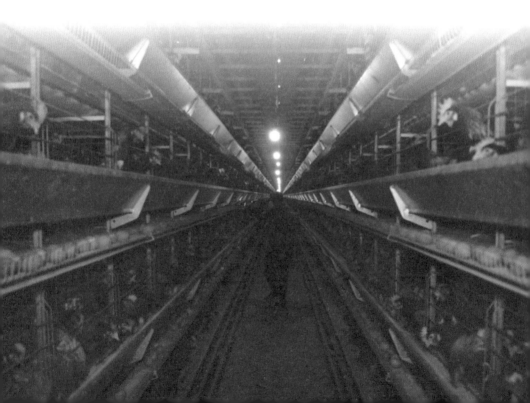

약간의 헛구역질을 삼키며 거대한 양계농장으로 발을 내디뎠다. 실내는 생각보다 어두웠다. 눈이 어둠에 적응하기 전, 청각이 먼저 반응했다. "구구구" 닭의 소리가 끊임없이 들려온다. 이방인의 방문에 놀란 듯한 시선이 우리를 향하고 있다는 것이 느껴진다. 이제까지 느껴보지 못했던 색다른 공포가 밀려왔다. 낯선 곳에 대한 공포…. 마치 살아 있는 무덤 같았다. 가끔 "위잉~" 하며 닭의 분변을 치우기 위해 돌아가는 기계 소리만이 이곳에서 들려오는 유일한 문명의 소리였다.

서서히 어둠에 적응할 무렵 나는 천천히 주위를 인지하기 시작했다. '케이지'라 불리는 닭들의 공간 그리고 쉴 새 없이 모이질을 하는 수많은 닭…. 나는 닭의 삶에 대해 생각했다. 우리가 먹는 음식을 만들기 위해 생명이 사육되는 곳의 모습이었다. 하지만 생각보다 열악하지 않은 시설에 적잖이 놀랐다.

보통 케이지 사육이라고 하면 더럽고 비좁은 사육 방식을 떠올린다. 물론 비좁은 것은 맞다. 인간의 기준에서 봤을 때는 분명히 비좁은 공간이다. 그래도 옴짝달싹 못할 정도는 아니었다. 또 생각보다 많이 더럽지는 않았다. 닭의 분변은 컨베이어 벨트처럼 생긴 기계가 시간마다 돌아가며 청소를 하고 있었다. 머리 위로 닭똥이 떨어지는 일은 일어나지 않았다.

이런 분위기에 적응하고 나니 갑자기 그들이 하나의 생명으로 인식되기 시작했다. 순간 불쌍한 마음이 들었다. 우리가 먹을 달걀을 낳기 위해 평생을 이렇게 갇혀 살아야 하는 생명들에 대한 연민이었다.

이런 마음이 드니 더 이상 공포의 장소가 아니었다. 이곳은 종種이 다른 생명이 살아가는 곳이었다. 저 멀리 우주 밖에서 신들이 우리 인간들을 바라본다면 이런 느낌일까? 이해할 수 없는 감정이 충돌했다. 불쌍한 생각과 어쩔 수 없다는 생각이 함께 들었다. 그제야 깨달았다. 나는 어쩔 수 없는 인간이라는 종이다. 다만 경험해본 인간일 뿐이었다. 그래서 이제 최소한 달걀을 먹을 때, 닭들이 어떻게 희생하는지 정도는 아는 인간이 됐을 뿐이었다. 내가 할 수 있는 것은 딱 거기까지였다.

다만 이 경험은 인간 중심적인 사고에 젖어 있던 나의 사고를 전환할 수 있는 계기를 마련해줬다.

과연 우리는 얼마나 '비非가시성'의 영역에 살고 있는가? 심지어 우리가 먹는 음식이 어떻게 생산되는지도 알지 못한다. '가게'에서 손쉽게 구할 수 있는 음식이 아니라 살아 있는 생명으로부터 뭔가를 얻는다는 당연한 사실을 간과하고 살았다. 산란계 농장에서 만난 닭들은 알을 내어주지만 고기를 내어주는 생명들은 또 어떨까? 몇 년 전 취재 과정 중 본, 도축장에 끌려가기 싫어 버티던 염소의 모습이 갑자기 떠올랐다.

동물에겐 너무나 가혹하고 인간에겐 축복이다. 우리는 이런 참혹한 광경을 보지 않아도 편리하게 고기나 달걀을 만날 수 있다. TV 프로그램에서 닭들에게 이름을 붙여주고 달걀을 하나씩 빼먹는 자연주의적인 삶은 말 그대로 '유토피아'다. 하지만 실제로 접해본 현실은 달랐다.

우리는 보이지 않는 곳에서 동물에게 죄를 짓고 있었다. 그 누구도 이런 비극을 거스를 수는 없다. 우리는 모두 '도시'에 살고 있기 때문이다.

도시화가 진행되면서 소위 '가축'이라 불리는 동물은 인간의 삶에서 멀어졌다. 농촌은 생산하는 곳, 도시는 소비하는 곳으로 정해졌다. 도시에 사는 인간들은 우쭐대기 일쑤지만 정작 우리가 먹는 음식이 어떤 경로를 거쳐 우리 밥상에 도착하는지는 철저히 외면하며 살고 있다.

도시는 깨끗해야 한다. 인간이 사는 곳에는 질병이 돌면 안 된다. 농촌의 가축도 이와 마찬가지다. 보이지 않는 곳에서 길러지는 농촌의 가축 전염병은 도시에 대한 잠재적 위협으로 간주된다. 가축은 도시에 음식을 공급하지만 양질의 고기 외엔 도시에 발을 들여놓아서는 안 된다. 그래서 살처분 당하는 가축에게 대체로 무신경하다. 심지어 이렇게 말하는 나도 이에 속하는 사람이다.

우리는 가축의 질병에 대해 얼마나 알고 있을까?

우리는 동물이나 가축의 질병에 대해 얼마나 알고 있을까? 대부분의 사람들은 전염병에 대한 정보를 뉴스를 통해 얻는다. 그렇다면 뉴스는 정확한 정보를 제공해주는가? 한번 반문해볼 필요가 있다.

초기에는 지금의 코로나19 사태를 '펜(Pen)데믹'이라 부를 만큼 엄청난 양의 뉴스와 추측성 기사가 쏟아졌다. 전염병이 돌기 시작하면 사람들은 정확한 정보보다는 '공포' 자체에 관심이 생기기 마련이다. 정부의 발표는 국민을 안심시키기 위한 정부의 '음모론'으로 치부

되기 쉽지만, 주변에서 들리는 '카더라' 통신의 이야기들은 귀에 쏙쏙 들어온다. 그만큼 공포심을 자극하기 때문이다. 결국 공포는 믿음으로 변질된다. 이런 공식은 재난 영화의 오랜 레퍼토리다.

뉴스 검색 포털 '빅카인즈'에서 '조류인플루엔자', '조류독감', '살처분'을 검색하면 약 3만 4,644개 정도의 기사가 검색된다. 이를 연도별 키워드로 생성하면 2000년도의 키워드는 '홍콩조류독감 파동'이었다. 1997년 홍콩에서 조류인플루엔자로 6명이 사망한 이후 홍콩에서의 조류인플루엔자 파동이 재연되는 것에 대한 경고성 기사가 5개 정도로 큰 이슈가 되지 않았다.

조류인플루엔자가 본격적으로 이슈가 되기 시작한 것은 2003년으로, 당시 홍콩에서의 중증급성호흡기증후군SARS, Severe Acute Respiratory Syndrome이 발병, 확산되고 이를 조류인플루엔자로 의심하기 시작하면서 바이러스에 대한 공포에 휩싸이게 된다.

3월 18일자 경향신문 기사는 '지구촌 괴질 비상'이라는 제목으로 신종 바이러스에 대한 경고를 날렸고 4월이 되자, 이내 이 괴질은 '조류독감'일 수도 있다는 가능성을 내비치며 공포심을 극대화시켰다. 사실 '괴질'이라는 것도 쉽게 쓰면 안 되는 단어이지만, 독자의 공포심을 자극하기에는 괴질 같은 어감의 용어가 제격이다.

2003년 4월 4일자 한국일보에서는 '괴질'이라는 용어사용과 관련해 서울대병원 감염 전문의 최강원 교수의 인터뷰를 기사로 실었다.

"괴질이라는 용어는 가능하면 사용하지 않았으면 합니다. 원인
도 모르는 이상야릇한 병, 걸리기만 하면 죽을병이라는 공포감

만 키워줄 수 있습니다. 물론 주의는 해야겠지요."

중증급성호흡기증후군이라는 용어가 사용되기 전, 이 바이러스는 우리나라에서 '괴질'로 불렸다. 홍콩에서 조류인플루엔자로 사람이 사망했다는 기사가 나온 것이 2003년 2월 21일경이었다. 약한 달 후 이 병의 명칭은 '괴질'로 변경된다. 이렇게 원인 미상의 폐렴을 일으킨 바이러스는 처음에 조류인플루엔자로 불리다가 괴질을 거쳐 '급성중증호흡기 증후군', 또는 '사스SARS'라는 명칭을 얻게 됐다. 사스라는 정식 명칭이 나오기 전까지 이 바이러스는 계속 조류인플루엔자와 연관 지으며 괴질의 원인을 조류인플루엔자에서 찾고자 하는 추측성 기사들이 쏟아졌다. 감염 증상이 비슷한데다, 1997년도 홍콩의 조류인플루엔자 인간 감염 사례가 만든 유추였을 것이다.

이 대목을 보면서 우리 인류가 얼마나 전염병에 민감한지 느낄 수 있었다. 지금도 '괴질'이라는 말을 들으면 영화 속의 좀비가 먼저 떠오른다. 마치 종말이 올 것 같은 느낌이 든다. 하지만 언론에겐 아주 달콤한 단어이다. 단독에 목마른 기자들에겐 이것만큼 안성맞춤인 단어가 없다.

누가 '괴질'이라는 단어를 보고 그냥 지나갈 수 있겠는가? 대중의 공포심은 이런 식으로 점점 커져만 갔다. 무엇보다 중요한 점은 이 뉴스를 자세히 보지 않은 사람들의 뇌 속에는 자연스럽게 괴질과 조류인플루엔자가 연결된다. 조류인플루엔자에 대한 알 수 없는 공포가 추가되는 것이다.

설상가상으로 같은 해인 2003년 12월, 우리나라에 조류인플루엔자가 발병한다. 우리나라에서 발생한 첫 조류인플루엔자 사례였다. 2003년 12월의 기사에는 '고병원성 조류인플루엔자'가 '홍콩조류독감'으로 불렸는데, 이는 몇 차례 인체 감염을 일으킨 바 있는 조류인플루엔자에 대한 경고였다. 지금에야 계절성 전염병처럼 여겨지는 질병이지만 당시로선 엄청난 충격이었을 것이다. 2000년 1월 1일부터 2020년 10월까지 조류독감, 조류인플루엔자로 검색된 기사의 수가 약 3만 4,000건인데, 그중 2003년에서 2005년까지의 기사가 1만 건이 넘는다. 즉, 약 1/3의 기사가 이때 나온 것이다. 이렇게 기사가 폭증한 것은 한국 사회에 조류인플루엔자가 위협 요소로 이슈화된 증거일 수 있다.

여전한 미지의 영역 조류인플루엔자

농촌에 덮친 비극, 고병원성 조류인플루엔자는 도시에 살고 있는 대다수의 사람에게도 공포로 다가왔다. 닭과 오리의 소비가 떨어지고 망하는 농가가 속출하자, 급기야 국가 차원의 닭, 오리 소비 캠페인이 시행됐다. 그뿐 아니라 각 도시에서는 동물원에 대한 일제 방역에 들어가는 등 이 미지의 전염병이 도시로 들어오지 못하도록 최선을 다했다.

'조류독감으로 동물원 비상'

2004년 1월 5일 SBS 기사의 헤드라인이다. 대전동물원에서 조류인플루엔자의 확산을 막기 위해 방역 작업을 벌이고 있는 모습을 생생하게 담은 기사였다.

> "동력 분무기가 소독약품을 뿜어댑니다. 대전 동물원은 조류
> 독감 바이러스의 감염을 막기 위해 하루 세 차례씩 방역 작업
> 을 하고 있습니다. 이곳에는 고니, 두루미, 원앙 등 천연기념
> 물인 희귀 새가 17종 74마리나 있습니다.
> …(중략)… 서울대공원은 열대 조류관을 잠정 폐쇄했습니다.
> 작은 물새장 등 관람 시설에 대해선 5m에서 10m의 통제
> 선을 설치했고 닭고기 사료도 돼지고기로 바꿨습니다. …(중
> 략)… 검역원 측에서도 국내 사정상 수입을 좀 연기해달라는
> 권고가 있었습니다. 조류독감 때문에 혹시나 희귀새들이 폐
> 사하지나 않을까, 동물원의 긴장이 높아지고 있습니다."

2003년 12월에 발생한 조류인플루엔자 사태가 발생하자, 인근
대도시(대전)를 중심으로 방역이 이뤄졌다. 인구 밀집도가 높은 도시
에서는 높은 수준의 방역을 요구하고 나섰고 절대 진입을 허용하지
말아야 한다는 의견이 팽배했다. 결국 바이러스의 발병과 처리는 농
촌의 문제였다. 2003~2004년 조류인플루엔자 발병이 당시 사스의
유행과 함께 '공포심'을 자극했다면, 2008년의 공포심은 다른 형태
로 진화된다. 바로 '서울침공'이라는 단어 때문이다.

2008년 5월 6일, 서울 광진구청에서 자연학습장에서 관상용으
로 키우던 새들이 고병원성 조류인플루엔자에 감염됐음을 밝혔다.
뉴스는 앞다퉈 '비상非常'이라는 단어를 사용해가며 공포심을 자극

했다. 이때 발생한 조류인플루엔자로 구청에서 키우던 가금류 53마리를 포함, 광진구 어린이 대공원, 서울대공원의 가금류 254마리도 예방 차원에서 모두 살처분됐다고 한다.

이 소식은 사람들에게 큰 충격과 공포를 안겨줬다. 비록 예방적 살처분이라고 하더라도 '어린이'라는 타이틀이 붙은 대공원에서의 살처분은 충격이었다.

나도 당시에 뉴스를 통해 이 소식을 접했는데, 마치 생화학 테러를 당한 것 같은 느낌이 들었다. 당장 어린이라는 단어와 바이러스라는 단어가 머릿속에 떠올랐고 뭔가 그곳에 가면 큰일 날 것 같은 생각이 들었다. 살처분 앞에 붙은 '예방'이란 말은 머릿속에 들어오지 않았다. 뭔가 큰일이 난 것 같다는 생각뿐이었다.

우리나라에서 가장 큰 도시, 인구 천만의 수도 서울에 바이러스 진입이란 절대 용납되지 않을 일이었다. 당시 KBS 뉴스(2008. 8. 8.)에 따르면 광진구보건소에서는 40명이 AI 의심 증상에 대해 문의를 한 것으로 나타났다. 광진구는 조류인플루엔자 발병 확인 즉시 광진구청을 폐쇄하고 모든 직원에게 약과 주사를 투여했다고 한다. 이렇게 바이러스는 우리 일상에 공포로 자리잡고 있었다.

공포가 낳은 비극, 대량 살처분

서울 광진구 살처분 사례를 접하면서 사람들은 더 이상 도시도 안전하지 않다는 것을 알게 됐다. 인구 밀집도가 높은 대도시에 바이러스가 퍼진다면 정말 걷잡을 수 없는 일이 일어날 수도 있다는 점을 알게 됐고 이는 공포감과 혐오감을 함께 키우는 계기가 됐다. 이렇게 공포와 혐오가 커질수록 국민들은 더욱 높은 수준의 방역 수준을 원하게 된다. 시간이 걸리는 정책보다는 신속하게 감염원을 차단하는 '살처분' 방식이 인간의 입장에서는 더욱 믿음직한 정책이었을 것이다. 국민의 공포심이 커질수록 살처분의 수요는 올라간다. '백신'이라는 불확실하고 시간이 오래 걸리는 작업을 기다릴 여유가 없었다. 이런 와중에 2010년 안동을 시작으로 전국적으로 '구제역'이 터졌다.

나는 그 당시 충주에 살고 있었다. 유독 추위가 심했던 겨울로 기억한다. 안동에서 구제역 소식이 들리고 얼마 후, 충북에서도 구제역이 연달아 터졌다. 국도 곳곳에는 차량을 소독하기 위한 분무 장치가 설치됐고 회색 방역복을 입은 사람들이 길을 통제하고 있었다.

안 그래도 추운 겨울을 더욱 을씨년스럽게 만드는 풍경이었다. 도로 곳곳이 분무액으로 하얗게 물들었고 도로 통제로 고립된 농촌 마을도 많았다. 사람들은 승용차에 붙은 소독액을 씻으며 불만을

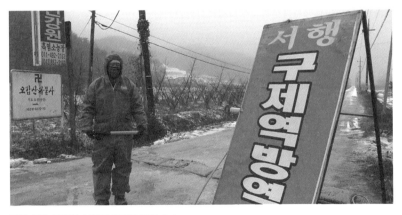

당시 도로 곳곳에 설치된 구제역 방역 초소

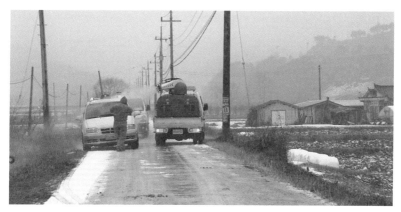
충주의 한 사육 농가 인근에서 진행된 방역 장면

토로했다. 하지만 농촌은 이런 불만이 무색할 만큼 빠르게 생기를 잃어갔다. 2001년 영국 구제역 사태의 재현이었다.

당시 정부는 빠른 확산을 막기 위해 강력한 '살처분' 정책을 지만 이미 전국적으로 퍼진 구제역을 어찌할 방도가 없었다. TV에서는 하루에 몇 마리의 가축이 살처분됐는지 연일 보도했다. 당시 전국 각지의 우시장 등이 폐쇄되면서 육류 파동에 대한 우려도 제기됐다. 이때 센세이션한 동영상이 동물사랑실천협회CARE를 통해 공개된다. 바로 살아 있는 돼지를 구덩이에 묻는 잔혹한 살처분 장면이 유튜브를 통해 공개된 것이다. 유튜브에서 '이천 돼지 살처분'을 검색하면 동물인권단체 '케어'가 올린 영상을 지금도 확인할 수 있다(https://www.youtube.com/watch?v=dM9WJypj4fg&t=2s).

일반 사람들이 동물의 살처분에 대해 관심을 갖게 된 계기가 바로 이 동영상이다. 살아 있는 채 꽥꽥 소리를 지르며 구덩이에 내몰리는 모습이 세상에 공개되자, 살처분 정책을 폈던 정부에 쓴 소리를 하기 시작했다.

당시 민주당 이미경 의원은 사진을 공개하면서 논란의 불씨를 지폈다. 그뿐 아니라 살처분 현장에 투입된 공무원의 과로사나 트라우마에 대한 문제도 함께 제기됐다. 그동안 사람들이 잘 몰랐던 일들이 세상에 밝혀지는 순간이었다.

당시 살처분 작업에 참가했던 한 수의사를 만났다. 수의학과를 갓 졸업한 이 청년은 군 생활 도중에 방역관으로 투입돼 현장에서 소와 돼지를 죽이는 일을 했다고 한다. 생명을 살리기 위해 선택한 직업이 아이러니하게도 동물을 죽여야 하는 일에 투입됐으니 얼마나 힘들었을까? 동물에 대한 감수성이 높았던 이 청년 수의사는 당시 상황을 다음과 같이 말했다.

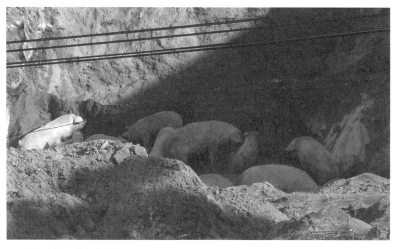

2010년 당시 구제역 방역을 위해 살아 있는 돼지를 매몰하는 현장

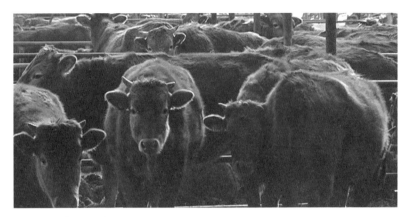

일반적인 소 축사의 모습

"새끼를 죽일 때 어미젖을 물리는데요, 그때 주사를 놔서 죽입니다. 그러면 어미의 커다란 눈에선 눈물이 뚝뚝 떨어져요. 그 장면이 떠올라 잠을 잘 수 없었어요. 매일 술을 마셔야 잠을 겨우 이룰 수 있었습니다."

그는 상상 이상으로 잔혹한 현장을 버텨내야 했다. 우리가 자동차 하부 세차를 고민하고 있을 때, 농촌에서는 이런 일들이 일어나고 있었다. 사람들이 두려워한 전염병, 바이러스가 이렇게 또 다른 형태로 괴롭히고 있었다.

혐오가 돼버린 공포

바이러스에 대한 공포는 또 다른 형태로 논쟁의 중심이 됐다. 2010~2011년 구제역 파동 당시, 정부는 결국 긴급 백신 투입을 지시한다. 구제역 청정국의 지위를 포기하고 백신 접종으로 전염병을 막아보겠다는 것이었다. 살처분에 지친 국민들에게 당연히 지지받을 정책이라고 생각했는데, 새로운 난관에 봉착했다. 바로 '백신을 맞은 고기의 유통'의 문제였다.

사람들은 과연 백신 맞은 고기를 사 먹을까? 어릴 적 우리 집은 작은 소 농장을 운영했다. 약 50여 두의 소를 키우면서 때가 되면 주사를 맞는 소를 보며 자랐기 때문에 구제역 백신을 맞는 것에 대해 별다른 거부감이 없었다. 하지만 주변 사람들은 백신에 대한 심한 거부감을 드러냈다. 그 고기를 믿고 먹을 수 없다는 이유였다. '오염된 고기' 정도로 생각하는 것 같았다. 이 또한 도시 사람들은 모르는 '비가시성'의 세계였다.

농가의 입장도 이와 마찬가지였다. 취재를 나갔다 온 동료의 테이프를 돌려보다가 한 농부가 목에 핏대를 세우며 방역 담당자들에게 외치는 장면을 보게 됐다.

"백신 맞은 고기를 누가 사 먹어! 농민들은 죽으라는 거야?"

해결책이 보이지 않았다. 백신도 안 되고 살처분도 안 된다. 우리에게 가축이라는 동물은 이런 존재다. 무엇보다 백신이 있었다는 사실이 충격적이었다. 백신과 같은 방법이 있는데 왜 그렇게 끔찍한 살처분을 계속해야만 했을까? 지금은 이 문제에 얽혀 있는 복잡한 상황을 이해하지만 당시에는 도무지 이해가 되지 않았다.

왜 사람들은 이토록 백신을 두려워할까? 사람은 계절이 되면 독감 백신을 잘 맞으면서 가축에게는 잔혹한 잣대를 씌우는 것 같아 불편했다.

2014년 조류인플루엔자가 또다시 한반도를 강타했다. 2010년의 악몽이 또다시 농촌에 되살아난 것이다. 이내 시들해진 농촌의 들녘은 또다시 을씨년스러워졌다. 이젠 회색 방역복만 봐도 마음이 우울해진다. 시사 프로그램을 연출 중이던 나는 이 문제를 취재했다. 살처분 현장에 가보기도 하고 여러 농장주를 만나 인터뷰를 하며 그들의 이야기를 경청했다.

대부분 살처분은 어쩔 수 없다는 입장이었다. 닭의 경우 한 농장에서 키우는 개체수가 너무 많고 빨리 살처분하지 않으면 더 큰 피해를 가져온다는 것이 지배적인 의견이었다.

하지만 새로운 움직임도 생겨났다. 2014년 2월 10일 진천군청 앞에서는 진천군의 여러 마을 이장이 한자리에 모였다. 살처분 중단 촉구 기자회견을 하기 위해서다. 무차별적인 살처분을 중단하라는 내용의 집회와 기자회견이 열린 것이다.

"원인을 연구하지 않은 채, 멀쩡한 닭들을 죽이기만 하는 것은 문제가 있죠."

"싹쓸이식으로 매몰시켜 죽이는 것은 외국에서도 찾아보기 힘든 비과학적이고 무모한 동물 학살 방식임에도 불구하고…"

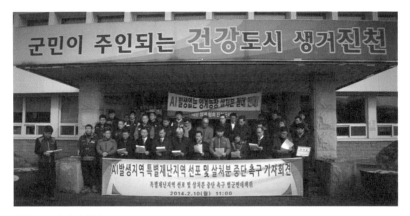

살처분 중단 기자 회견

진천군청 앞 기자회견장에서 이장들이 외친 말들이다. 그들이 살고 있는 마을 또는 이웃에 '살처분'이라는 죽음의 그림자가 드리우자 단체 행동에 나선 것이다. 살처분 현장에 투입됐던 공무원들도 힘을 보탰다. 그들은 살처분 현장에서 생긴 트라우마 때문에 힘들다고 호소했다. 일반적인 사람이라면 마치 나치의 가스실을 연상케 하는 닭들의 죽음을 온전한 정신으로 지켜보기가 쉽지 않았을 것이다.

하지만 그곳에는 언론의 취재 열기 따윈 없었다. 몇몇 지역 일간지와 방송국의 카메라만 왔다갔다했다. 아무도 이들의 이야기에 귀를 기울여 주지 않았다. 농촌은 필사적인데, 도시는 평온했다. 전염병을 견뎌야 하는 것은 오로지 농촌의 몫이었다. 참으로 지독한 겨울이었다.

조류인플루엔자 아니, 고병원성 조류인플루엔자에는 백신이 없을까? 2014년 취재를 하면서 계속 머릿속에서 맴돌던 질문이었다. 구제역에 대한 백신에는 논란이 있었는데, 왜 닭과 같은 가축을 대상으로 한 백신과 관련해서는 논란이 없는 것일까?

　당시 한 수의학과 교수님을 만나 그 내용에 대해 들을 수 있었다. 이런 전염병이 돌면 전문가를 중심으로 방역위원회가 결성되는데 이분은 그중 한 명이었다.

　"중국 쪽에서는 백신을 쓰는 걸로 알고 있어요. 하지만 살처분이 더욱 확실한 방법입니다. 우리나라에서는 굳이 백신을 쓰지 않아도 됩니다. 우리는 살처분을 감당해낼 여력이 됩니다. 그리고 백신 맞은 고기를 누가 사먹겠어요? 안타깝지만 어쩔 수 없는 선택입니다."

　모두 맞는 말씀이었다. 비전문가인 내가 끼어들 여지가 전혀 없었다. 하지만 인터뷰 이후 계속 뭔가 하고 싶은 말이 머릿속에 맴돌았다.

　'과연 사람들은 진짜 백신을 한 번도 맞지 않은 고기만을 먹고 있을까?'
　'혹시 다른 질병에 대한 백신을 맞고 있는 건 아닐까?'

　결론부터 말하면 (이 책의 5장에서 자세히 설명하겠지만) 가금류(새) 농장에서는 이미 다른 질병에 대해서는 백신 접종을 실시하고 있다. 또한 그 접종으로 인해 바이러스가 고기나 알에 남아 있다는 보고는 전혀 없다고 한다. 다만 우리는 닭들이 이렇게 여러 차례 백신을

접종하고 있었다는 사실을 몰랐을 뿐이다. 아니 사실 알 필요가 없
는 일이었다.

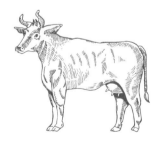

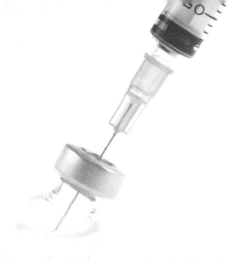

홍콩의 백신 정책은
2002년부터 시작됐습니다.

2003년 12월부터 홍콩에 오는 모든 조류에 백신을 접종했고 AI
는 오늘날까지(2018년 기준) 2008년 오직 한 농장에서 발발한
사례밖에 없습니다. 그 AI 발발 사례는 항원 장벽이 있는 바이러
스 때문이었습니다. 이는 예방 목적의 백신 사용이 효과가 있었다
는 좋은 증거라고 볼 수 있습니다.

홍콩은 아직까지 중국 본토로부터 살아 있는 가금류가 들어오고
있고 또한 철새의 이동도 활발합니다. 또한 중국 본토에는 바이러
스가 근절되지 않고 계속 발생하는 중입니다. 따라서 백신 정책은
높은 감염의 위험이 있는 홍콩이라는 지리적 특성 때문에 진행됐
습니다. 대부분의 백신을 사용하는 나라는 이미 풍토병이 된 곳에
사용한다고 볼 수 있습니다.

- 본문 중에서

3 백신을 찾아서

구제역 예방접종, 모르면 당연했을 이야기

2000년 3월 20일, 경기도 파주에서 구제역이 발병했다. 그리고 이후 4월 4일 충남 홍성에서 구제역 의심 사례가 나오면서 방역당국이 바짝 긴장했다. 4월 3일자 중부일보, 4월 4일자 연합뉴스 기사에는 당시 상황이 잘 묘사돼 있다. 1997년 대만 축산업계의 초토화와 비교해 구제역이 한국에 미칠 영향을 알려주는 기사였다. 2000년 구제역은 국내 공식 기록으로 1934년 이후 66년 만에 처음 발생한 것이라고 한다. 당시 기사에서는 백신 접종에 대한 이야기가 자연스럽게 나온다.

> "구제역이 발생하면 발생 지역의 가축을 살처분하고 반경 10
> km 이내의 가축에게 예방접종을 실시한 후 3개월 간 추가 발생
> 이 없으면 국제수역사무국에 청정구역 인정신청을 하면 된다."
> – 중부일보, 2000. 4. 3., "구제역 파동", 김윤호 기자

"구제역 파동 이후 농림부는 살처분한 가축에 대해서는 시가로 전액 보상하고 가축의 출하 제한으로 판로가 막힌 소, 돼지 등에 대해서는 농민이 원할 경우 전량 수매하고 있다.

농림부는 차관을 위원장으로 실무대책위원회를 가동하는 가운데 서해안 지역부터 단계적으로 전국의 구제역 관련 가축 1,100만 마리에 대한 예방접종을 실시하기로 했다.

– 연합뉴스, 2000. 4. 4., "구제역 전국 확산 이번 주가 고비", 정주호 기자

기사를 바탕으로 당시 상황을 유추해볼 때, 2000년대만 하더라도 완전한 살처분 일변도의 정책이라기보다 구제역에 대해서는 '백신'을 적극적으로 쓰는 지침이 표준이었던 것 같다. 그리고 백신이 사회적으로 큰 공포를 불러일으키거나 백신 맞은 고기에 대한 불신 같은 것들이 없었던 시절처럼 보인다. 그럼 구제역의 백신 개발은 어느 정도까지 진행됐을까?

생존과 존속의 문제, 백신

다시 2018년 9월 영국으로 떠났던 기억을 떠올려본다. 우리는 영국에서 구제역 사태가 어떻게 발전했고 살처분이 어떻게 제도화됐는지를 취재 중이었다.

영국에서는 '살처분'은 어쩔 수 없다는 입장이지만, 백신은 어떨까? 우리는 런던 근교의 도시 '레딩Reading'으로 향했다. 이 도시는 런던 서쪽으로 약 50㎞ 정도 떨어져 있다. 영국의 다른 도시들은 근

대 산업화를 거치면서 살짝 우중충한 느낌이 났는데, 이 노시는 깔끔하고 세련된 느낌이 났다.

강을 따라 내려가면 레딩대학Reading Univ.이 나온다. 레딩대학은 영국에서 가장 연구에 역점을 두는 대학 가운데 하나다. 이미 1870년에 과학대학이 설립됐다고 하니 긴 연구의 역사를 가진 셈이다. 우리는 동물 미생물 과학Animal and Microbial science동으로 향했다. 이안 존스Ian Johns 동물세균학 교수를 만나기 위해서다.

연구 동 건물 안으로 들어서니 포르말린 같은 냄새가 코를 찔렀다. 주로 동물을 연구하는 연구실에서 나는 냄새다. 로비에는 여러 동물의 연표나 바이러스에 대한 이야기가 적혀 있다. 작은 박물관에 온 것 같은 느낌이 들었다. 인가된 사람만 출입할 수 있는 연구실에 들어서니 흰색 가운을 입은 학생들이 실험을 하고 있는 모습이 보였다. 이 연구실의 분위기와 어울리는 인상의 교수가 우리를 맞았다. 존스 교수는 진지한 인상과 달리 친절하고 나긋나긋한 목소리로 연구실과 연구 업적에 대해 간략히 소개해줬다.

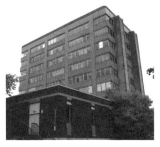
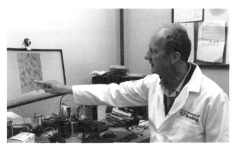

레딩대학교와 이안 존스 교수(오른쪽)

이곳에서는 영국 정부가 운영하는 최대 농장동물 바이러스연구소인 퍼브라이트Pirbright Institute와 함께 구제역 백신 개발을 위한 공동 연구가 진행 중이다. 구제역이 서유럽을 강타한 후 질병의 지속적인 컨트롤을 위해 백신 연구를 시작했다고 한다. 이곳에서 이뤄지는 연구의 목적은 전 세계적으로 쓸 수 있는 좀 더 싸고 영구적인 백신을 만드는 것이라고 했다.

> "개발도상국(후진국)의 경우, 이 바이러스는 감염병의 주기적인 유행엔데믹, endemic입니다. 구제역 바이러스는 가축을 죽게하는 치명적인 바이러스가 아닙니다. 가축은 소셜 파워를 상징하는데, 그걸 잃게 되는 겁니다. 그리고 우유는 아이들과 어른들에게 먹을거리를 제공하는데 구제역은 그 생산성을 떨어뜨립니다. 메인 이슈는 결국 '생산성의 저하'입니다. …(중략)… 선진국에서는 '경제적 이슈'입니다만 후진국에서는 '생존(존속)의 이슈'입니다."

구제역과 같은 전염병의 통제는 한 국가에 국한된 문제가 아니다. 결국 지구상에 있는 바이러스 전체를 컨트롤할 수 있어야 한다. 이곳에서는 전 세계에 공급이 가능한 백신을 만들 계획을 세우고 있었다.

> "부분적으로는 비용 문제를 해결해야 합니다. 백신 공급 문제가 생길 수 있으니까요. 바이러스는 많은 유형이 있으므로 하나의 백신만으로 모든 구제역 혈청(유형)을 막을 순 없습니다.

영국과 같은 섬나라는 조금 쉬울 수도 있겠지만, 한국과 같이 국경을 접한 나라에서는 어떤 유형의 바이러스가 유입될지 알 수 없습니다. 따라서 백신 뱅크 설립과 인프라 구축을 통해 질병이 전파되는 것을 막아야 합니다."

백신은 이렇게 여러 요소를 충족해야 개발할 수 있다. '가격', '보관', '신속한 진단과 투입'이 잘 맞아떨어져야 한다. 이런 것들이 갖춰지지 않으면 백신은 무용지물이다. 그래서 개발도상국이나 후진국에서도 통용될 수 있는 값싸고 좋은 백신을 만들어야만 한다. 또한 많은 유형의 구제역 바이러스를 하나로 통제할 수 있는 전지전능한 백신은 아직까지 나오지 않았다. 어쩌면 불가능할지도 모른다. 그래서 아직까지는 어떤 아형의 바이러스가 퍼지고 있는지를 빨리 파악해 이에 맞는 백신을 투여하는 것이 가장 효율적이다.

"구제역은 서구에서는 거의 끝났다고 볼 수 있습니다. 그러나 이것은 멀티플레이가 동시에 이뤄져야 합니다. 안정된 공급, 빠른 진단과 투입과 같은 인프라가 없으면 안 됩니다. 이런 인프라가 갖춰지면 어떤 나라든 구제역을 컨트롤할 수 있습니다."

존스 교수는 빠른 진단, 투입, 안정적인 공급이 가능하다면 구제역과 같은 전염병은 통제할 수 있다고 말했다. 레딩대학처럼 구제역 바이러스 유형이 파악되면 바로 그 유형에 맞춰 백신을 개발하고 공급할 수 있는 시스템을 갖췄는지가 중요하다.

2020년 9월에도 중요한 사건이 터졌다. 바로 '독감백신 상온 노출 사태'다. 이를 계기로 많은 사람이 백신의 콜드체인 시스템의 중요성을 이해할 수 있게 됐다. 구제역 백신도 이와 마찬가지다. 바이러스 유형을 파악한 후에 백신을 만들기 위해서는 충분한 설비와 백신 유통 시스템이 필요하다. 많은 나라에서 백신을 만들 수 있을 것 같지만, 실제로 이런 설비와 시스템을 갖추고 백신을 만들 수 있는 나라는 극소수에 불과하다. 비교적 잘하고 있다는 한국의 경우에도 독감 백신이 상온에 노출되면서 전량 회수되는 초유의 사태를 맞았다. 바이러스를 다루는 백신은 이렇듯 까다롭고 힘들다.

레딩대학 연구소에서는 구제역 바이러스의 핵을 둘러싼 파티클 구조를 변화시키는 방식으로 백신을 만들었다고 한다. 이 방식은 비교적 쉽게 백신을 만들 수 있는 장점이 있다. 높은 수준의 설비가 없이도 만들 수 있기 때문에 어느 나라에서든 싸고 빠르게 백신 공급이 가능할 것이라는 장밋빛 전망을 내놓았다. 약 5년 후면 상용화가 되지 않을까 하는 기대감을 내비쳤는데, 현재 2년 정도가 지났으니 좀 더 지켜봐야 할 것 같다.

그렇다면 조류인플루엔자 바이러스는 어떨까? 연구소에서 따로 조류인플루엔자 바이러스에 대한 연구가 이뤄지는지도 물어봤다. 조류인플루엔자는 '가축'의 전염병이 아닌 야생의 병이라 통제하기 어렵다는 대답이 돌아왔다.

"AI는 어떻습니까? 백신으로 컨트롤할 수 있을까요?"라고 묻자, 존스 교수는 다음과 같이 말했다.

"구제역 논의의 이슈는 '동물이 가축이라는 것'이었습니다. 그런데 AI는 주로 야생 조류를 매개로 퍼지는 병입니다. 철새의 이동이 시작되면 그들이 바이러스를 특정 지역에 퍼뜨리게 되고 결국 가축에게 전파됩니다. 백신으로 AI를 극복하는 것은 언젠가 가능하겠죠. 그런데 그렇게 하려면 백신의 가격이 싸야 합니다. 왜냐하면 가금류는(한 농장에서) 엄청 많이 키우니까요. 또한 여러 아형에 대응할 수 있는 백신이라야 합니다. 이게 또 어렵습니다. AI의 아형의 조합의 경우의 수가 많기 때문입니다. 비록 실험 데이터에서는 백신이 AI로부터 작용한다는 연구 결과가 있지만, 자연 상태에서는 아직까지 어려운 문제입니다."

구제역에 비해 얼마나 어려운지 물어보자, "구제역보다 훨씬 어렵다."고 말했다. "조류인플루엔자는 백신으로 극복될 수 없는 것인가?"를 묻자, 백신이 작용하지만 야생 상태에서 철새들이 날아들고 또 어떤 형태로 바이러스가 섞일지 모르기 때문에 쉬운 문제는 아니라고 말했다. 하지만 백신이 작용은 한다고 하니 절망적인 상황은 아니었다.

코로나19를 겪어보니 백신의 개발과 인증 그리고 생산과 보관 등이 결코 쉬운 일이 아니라는 것을 깨달았다. 하지만 당시의 나는 백신을 만병통치약 정도로 생각하고 있었다. 전염병을 백신으로 컨트롤한다는 것은 정말 어려운 문제였다. 정확하고 빠른 진단과 접종 시스템, 가격, 보관 등 여러 가지 문제가 동시에 해결돼야 하는 복합적인 문제인 것이다.

홍콩에서 만난 살아 있는 닭

영국이나 네덜란드와 같은 나라가 지향하는 백신 생산 시스템은 예상과 달리 예방접종의 형태로 항체를 만드는 방식이 아니었다. 이는 긴급 백신을 투입하는 시스템으로, 평상시에는 백신 접종을 하지 않다가 구제역 바이러스가 돌기 시작하면 그 구제역 바이러스의 아형을 빨리 파악하고 이에 맞춰 백신을 빨리 생산하고 접종시키는 방식이다.

그런데 이들 국가의 상황은 우리나라의 상황과 조금 다르다.

구제역이나 조류인플루엔자 같은 전염병이 수십 년에 한 번 일어날까 말까한 유럽과 거의 해마다 발병하는 우리나라와는 대응 방식의 차이가 클 수밖에 없다.

고병원성 조류인플루엔자의 발원지는 한 지역을 특정해서 말할 수 없지만, 대개 '철새'를 통해 바이러스가 이동한다고 알려져 있다. 조류인플루엔자 발생 빈도는 중국이 높은 편이며, 따라서 인접 국가인 한국, 일본, 홍콩, 태국 등 많은 아시아 국가에서는 거의 해마다 고병원성 조류인플루엔자 발생 사례가 보고되고 있다. 특히 야생 조류의 분변에서 바이러스가 검출될 때마다 방역당국과 축산 농가는 긴장의 끈을 늦추지 않는다. 감염된 닭의 분변 1g에 십만 내지 백만 마리의 닭을 감염시킬 수 있는 고농도의 바이러스가 들어 있다고 하니, 아무리 방역을 철저히 한들 조금의 틈만 보이면 수십, 수백만 마리가 살처분될 것이다. 이것이 바로 서구와 다른 점이다.

고병원성 조류인플루엔자는 인간에 대한 전염 사례가 있는 '인수공통 감염병'이다. 인수공통 감염병은 동물이 감염되는 병원체가 인간에게도 전염되는 질병을 말한다. 동물과 인간이 함께 감염되는 질병인 만큼 백신을 만들기가 어렵다. 스페인 독감, 에이즈, 에볼라, 조류인플루엔자 같은 것들이 대표적인 인수공통 감염병이다. 2013년에 개봉한 영화 '감기'에는 H5N1 바이러스에 대한 언급이 나온다. 당시 인간 살처분 장면으로 충격을 줬던 영화로, 여기에 추측성으로 등장한 바이러스가 바로 고병원성 조류인플루엔자, '조류독감'이라 불리는 바이러스다.

영화 '감기'를 보면 인구가 밀집된 대도시에서 바이러스가 얼마나 무섭게 퍼져나가는지를 잘 보여주고 있다. 이런 바이러스의 대도시 전염 사례로는 1997년 홍콩에서 발생한 조류인플루엔자 인간 감염을 들 수 있다.

2018년 9월 우리는 FAO 조류인플루엔자 정책 자문관인 레스 심스Lesile Sims 박사를 만나기 위해 홍콩으로 떠났다. 홍콩은 특유의 감수성이 느껴지는 도시다. 다른 여타 중국의 도시와는 다른 멋이 느꺼진다. 비행기에서 내려 호텔로 가는 2층 버스에서 바라본 홍콩의 야경은 정말 아름다웠다. 뭔가 이국적이면서도 중국의 모습을 갖고 있는 모습의 도시가 홍콩이다. 빅토리아항 주변의 고층 빌딩은 세련미를 풍기고 있었다. 또 그 뒤엔 중국의 정취가 물씬 나는 각종 야시장과 홍콩 사람들의 삶의 터전이 있었다. 1990년대 홍콩 영화에 심취했던 사람이라면 홍콩만이 주는 느낌이 뭔지 잘 알고 있을 것이다.

조류인플루엔자라는 전염병에도 홍콩의 이런 특징이 잘 내포돼 있다. 홍콩은 중국 내 도시 중 가장 선진적이면서도 중국 본토의 영향을 많이 받는다. 바로 살아 있는 닭들이 본토에서 들어오기 때문이다.

우리는 화려한 홍콩의 야시장을 뒤로 하고 아침 시장을 둘러보기로 했다. 홍콩의 아침 시장에서는 이곳 사람들이 사는 모습을 생생하게 볼 수 있다. 심스 박사는 우리 숙소 근처의 한 시장에 가면 살아 있는 닭을 보게 될 것이라고 말했다. 심지어 그 닭을 그 자리에서 바로 잡아주기까지 한단다.

홍콩 샤틴Shatián 지구는 신도시 느낌이 물씬 나는 곳이다. 우리나라로 치면 분당 같은 느낌이다. 구룡 지구의 북쪽에 위치하고 있으며 이름은 잘 기억나지 않지만 강을 사이에 두고 양쪽으로 아파트가 들어서 있다. 아침에는 강변 공원에서 농구를 하거나 운동을 하는 사람들이 종종 눈에 띈다.

이런 곳에 있는 시장에도 여느 재래시장에서처럼 살아 있는 닭이 있을까? 우리는 구글 지도에 의존해 샤틴 시장을 찾아갔다. 샤틴 시

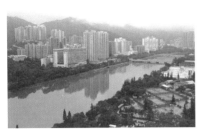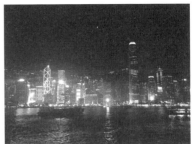

홍콩 샤틴 지구 전경과 구룡반도 야경(오른쪽)

장은 두부같이 생긴 흰색 각진 건물로, 우리나라 대구의 서문시장과 느낌이 비슷하다.

시장 안으로 들어서면 중국 음식 특유의 냄새가 난다. 뭔가 절여 놓은 냄새다. 시큼하지만 크게 신경 쓰지 않아도 될 정도의 냄새였다. 과일이나 훈제 처리된 오리고기 같은 것들이 인상적이었다. 이외에는 여느 시장과 비슷했다. 수소문 끝에 살아 있는 닭을 파는 곳을 알아냈다. 이때까지도 반신반의했다. 이렇게 현대화된 시장에서 살아 있는 닭을 팔고 있을까?

건물 2층 구석의 가게에서 살아 있는 닭을 팔고 있었다. 우리나라 돈으로 환산해 한 마리에 약 2~3만 원 정도의 가격이었다. 냉동 닭이 우리나라 돈으로 약 만 원 정도임을 감안하면 훨씬 비싼 돈을 주고 사먹는 셈이다. 성인 허리 높이 정도의 2단 케이지 안에는 약 10마리 남짓한 닭들이 있었다. 가게 안쪽에도 닭들이 우리에 갇혀 있었는데 정확한 숫자는 알 수 없었다. 여기서 팔리는 닭들은 우리가 시골에서 흔히 보는 갈색의 닭이다.

손님이 오면 직접 닭을 고른다. 대충 손가락으로 본인이 원하는 닭

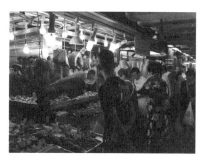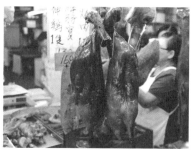

홍콩 샤틴 시장 모습

을 짚으면, 주인은 닭의 다리에 뭔가 숫자 표 같은 것을 걸고 그 닭을 갖고 구석에 있는 어떤 방으로 들어간다. 그곳에서 아마 손질이 이뤄지겠지…. 끔찍한 상상에 잠깐 눈을 감았다.

잠시 후 깃털이 모두 빠지고 목에 커다란 구멍이 뚫린 닭을 들고 나온다. 손님이 다시 올 때까지 가게에 있는 갈고리 같은 것에 걸어둔다. 다리에 걸려 있는 숫자 표만이 그 닭이 방금 전까지 살아 있었던 생명이었음을 상기시켜줬다.

이곳의 시스템은 우리나라의 수산 시장과 비슷하다. 수산 시장에서 즉석으로 살아 있는 물고기를 잡아주는 것과 같이, 홍콩에서

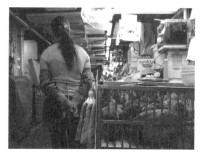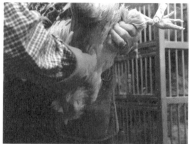

살아 있는 닭을 파는 홍콩 샤틴 시장과 닭을 잡는 모습(오른쪽)

도 가금류 닭이 이렇게 거래되고 있었다. 물론 모든 닭고기가 이렇게 거래되는 것은 아니다. 이 닭은 냉동된 닭보다 비싸게 거래되고 있었는데, 아마 우리가 횟감을 눈앞에서 잡는 것과 같은 원리로 파는 닭 같았다. 아무튼 문제는 이 닭들이 대부분 중국 본토에서 넘어온다는 것이다.

살아 있는 채로 국경을 넘으면 바이러스도 따라올 확률이 높다. 그래서 홍콩은 새로운 방식으로 전염병을 막아야만 했다. 바로 예방적 백신이다.

홍콩의 백신 정책

심스 박사와 인터뷰를 했다. 체크무늬 셔츠를 입고 온 풍채 좋은 백인 노신사는 매우 상냥했다. 그는 식량농업기구FAO, Food and Agriculture Organization of the United Nations의 조류인플루엔자 정책을 오랫동안 담당했다고 한다. 그의 원래 고향은 호주이며, 홍콩의 조류인플루엔자 인체 감염 사태 이후 이 문제를 해결하기 위해 파견을 왔고 오랫동안 이곳에서 살았다고 한다. 우리에겐 조류인플루엔자 백신의 쓰임새를 잘 소개해주실 분이다. 그래서 일부러 그가 홍콩에 머무는 시간에 맞춰 홍콩까지 출장을 왔다.

심스 박사는 홍콩의 양계 현황을 알려주기 위해 다음날 홍콩양계협회 관계자, 그리고 홍콩의 한 대학교수를 섭외해줬다. 그곳에서 1997년도 이후 조류인플루엔자 인체 감염 사례 이후 홍콩의 양계 시장의 생생한 모습과 방역에 대한 이야기를 들을 수 있었다.

먼저 덩 웨이린 홍콩양계협회 이사장에게 예전의 기억을 물었다.

"1997년 인체 감염사례가 발생했을 때 어땠나요?"

"당시 홍콩에 조류인플루엔자가 발생했을 때 그 바이러스가 매우 강력하다는 걸 알아냈죠. 농장의 조류와 닭이 AI로 많이 폐사됐으니까요. 일부 전문가들은 인간에게 치명적일 수 있다고 했습니다. 그래서 우리는 그 두려운 질병에 대한 긴 논의를 해야만 했습니다. 홍콩 정부 주도의 논의가 필요했죠. 그리고 닭들에게 백신을 접종하기 시작했습니다. 정부의 정책이 효과적이고 또 파워풀 했다고 생각합니다."

"그렇다면 지금은 어떻습니까? 다른 나라에선 살처분으로 질병을 막는데, 백신만으론 불안하지 않습니까?"

"지금은 몹시 안정적입니다. 그래서 농부들은 행복합니다. 정부나 전문가의 조언이 유용했고 농장과 정부, 전문가의 공조가 활발하게 진행 중입니다. 살처분과 백신은 전혀 다른 방식입니다. 저는 이 둘 중 백신 방식이 더 낫다고 생각합니다. 왜냐하면 조류인플루엔자 바이러스는 겨울 철새를 통해 유입되는데, 이건 거의 상재화됐다고 보기 때문입니다."

백신에 대한 우려가 큰 우리나라와 달리 홍콩에서는 백신 정책에 대해 대체적으로 만족하는 모습이었다. 이후 홍콩의 한 양계(육계) 농장 한 곳을 직접 보여줬다. 물론 방역상의 이유로 차를 타고 스쳐가며 볼 수 있을 뿐이었다.

　창문을 내리지도 못하고 한 바퀴 돌아본 홍콩의 양계농가는 우리나라에서 보던 공장식 축산과는 사뭇 달랐다. 아주 예전에 우리가 닭을 키우던 모습이랄까? 어떻게 보면 좀 더 자연적이었고 어떻게 보면 열악했다. 여하튼 이곳 입구에서 조류인플루엔자 백신을 볼 수 있었다. "아, 백신이 실제로 사용되고 있었구나."하는 생각이 들었다.

　심스 박사에게 '홍콩은 어떻게 백신을 들여오게 됐는지?', '과학적인 근거는 무엇인지?', '지금의 백신으로 질병을 잘 컨트롤할 수 있는지?' 등을 물어봤다.

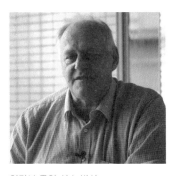

인터뷰 중인 심스 박사

"홍콩은 백신 정책에 있어 도전기를 맞았습니다. 왜냐하면 이 방식이 더 잘 맞고 조류인플루엔자를 컨트롤할 수 있으며 좋은 결과를 가져왔기 때문입니다. 백신을 사용하는 데 큰 문제 중 하나는 바이러스의 변이가 활발하게 일어나는 데 있습니다. 이런 변이에 대항해 백신이 빠르게 질병을 통제할 수 있는 거죠. 중국의 백신은 H5형이나 H7형 조류인플루엔자와 찰떡궁합입니다. 만약, 백신 정책을 편다면 그 나라 바이러스 혈청형Strain에 잘 맞는 백신을 고르는 것이 중요합니다. 범용의 벡터 백신 같은 것을 통해 효율적으로 통제할 수도 있습니다. 벡터 백신의 장점으로는 광범위한 질병을 걸러주는(모니터링하는) 역할을 들 수 있습니다. 다른 질병까지 모두 모니터링해서 벡터 백신을 맞은 가축을 검사해보면 어떤 병에 항체가 생겼는지 알 수 있고 이 결과를 바탕으로 백신을 만들 수 있습니다."

벡터 백신이란 유전자에 백신을 주사해서 닭에게 주입한 후, 어떤 질병 증후군이 보일 때 이 백신을 맞은 가축의 항체를 보고 어떤 병에 걸렸는지 알 수 있는 방법이다. 닭에서 벡터로 쓰이는 바이러스는 뉴캐슬병 바이러스, 전염성 기관염 바이러스, 마렉 바이러스 등이 있다. 이들 바이러스는 이미 유전자 조작에 의해 병원성이 제거되고 필요에 따라 면역과 관련된 유전자 일부를 재조합할 수 있다. 그리고 현재 수많은 과학자가 에이즈, 암 등과 같은 난치병을 치료하기 위해 바이러스 기반의 재조합 벡터 백신을 만드는 데 주력하

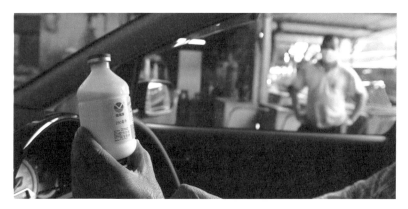

홍콩에서 접종 중인 고병원성 조류인플루엔자 백신

고 있다고 한다.

벡터 백신을 사용해 빠른 판단과 대응을 해야 한다는 점은 서유럽 국가의 생각과 비슷하다. 하지만 홍콩은 중국과 인접해 H5N1, H7N9과 같은 고병원성 조류인플루엔자를 거의 해마다 막아야 하는 특수한 상황에 처해 있다.

"홍콩의 백신 정책은 2002년부터 시작됐습니다. 2003년 12월부터 홍콩에 오는 모든 조류에 백신을 접종했고 AI는 오늘날까지(2018년 기준) 2008년 오직 한 농장에서 발발한 사례밖에 없습니다. 그 AI 발발 사례는 항원 장벽이 있는 바이러스 때문이었습니다. 이는 예방 목적의 백신 사용이 효과가 있었다는 좋은 증거라고 볼 수 있습니다.

홍콩은 아직까지 중국 본토로부터 살아 있는 가금류가 들어오고 있고 또한 철새의 이동도 활발합니다. 또한 중국 본토에는 바이러스가 근절되지 않고 계속 발생하는 중입니다. 따라서 백신 정책은 높은 감염의 위험이 있는 홍콩이라는 지리적 특성 때문에 진행됐습니다. 대부분의 백신을 사용하는 나라는 이미 풍토병이 된 곳에 사용한다고 볼 수 있습니다.

홍콩도 1997년 백신으로 컨트롤하지 않았을 때 다른 나라와 마찬가지로 살처분을 했습니다. 그래서 모든 가금류 시장이 파괴됐습니다. 하지만 예방적 백신 정책을 사용한 이후에는 단 한 건의 감염 사례만 있었는데요. 이때는 농장이나 시장의 가금류에 대해 살처분을 시행했습니다. 물론 발병 사례가 생기면 가금류 살처분이 따라옵니다. 왜냐하면 바이러스에 대한 부담이 커지기 때문입니다. 결국 백신을 통해 이 부담까지 완전히 해소할 수는 없을 것입니다."

홍콩은 이미 인체 감염 사례를 경험해본 적이 있는데 인수공통전염병에 대해 백신의 효과에 대해 물어봤다. 이는 가장 중요한 문제였다.

"조류인플루엔자 바이러스는 다른 종에의 감염에 대한 고려가 우선돼야 합니다. 개인적 견해로는 백신이 질병의 전파나 노출에 대한 상황을 좋게 만든다고 생각합니다. 만약, 감염돼서 닭이 죽으면 바이러스는 더 빨리 퍼진다고 볼 수 있습니다. 백신은 그런 급성폐사를 막는 데 도움이 됩니다. 그래서 더욱 방역에 효과가 있다고 생각하는 거죠.
저는 백신이 이 상황에 도움이 된다고 생각합니다. 바이러스가 적게 순환될수록 인간에게 노출될 확률도 낮아지죠. 저는 이런 측면에서 백신을 강하게 신뢰합니다.
최근(2018년) 이에 대한 좋은 사례로는 중국의 H7N9 바이러스(고병원성 조류인플루엔자)의 한 아형(설명)을 들 수 있습니다. 2016~2017년 겨울, 거의 1,000명에 가까운 사람들이 H7N9바이러스에 감염된 사례가 있었는데 대다수 감염자의 상태가 치명적이었어요˚. 하지만 2017년 백신 접종이 도입되자 한두 건 정도의 인간 감염 사례가 있긴 했지만, 2017~2018

년 겨울에는 무사히 지나갔습니다.

이는 (중국)시장에 나온 조류들이 이미 면역력을 갖고 있어서 바이러스에 노출되는 사람들이 적었다는 뜻이죠. 그리고 현재 나오고 있는 연구 결과를 보면 백신 접종이 도입된 이래 중국의 해당 시장에 나타난 H7N9 바이러스의 양이 엄청나게 줄었습니다.

지금 백신 정책을 쓰는 홍콩에서도 인간 전염 사례가 거의 없다고 볼 수 있습니다. 바이러스는 노출된 모든 사람에게 전염되지 않습니다. 노출된 사람 중 몇몇 사람이 전염될 뿐이죠. 만약 전염된 닭이라도 백신 접종을 한 닭이라면 다른 닭에게 퍼지는 속도가 느릴 것입니다. 설령 닭들이 많은 농장에서 일하는 사람이라도 폭발적 바이러스의 전염 상황에 있는 것보다 닭들이 백신을 맞은 상황에서 일하는 사람이 더 안전할 것이라고 믿습니다."

정리해보면 홍콩은 항상 중국이라는 본토에서 바이러스가 유입될 위험이 있으며 또한 살아 있는 닭들이 수입돼 들어오는 실정이므로 예방적으로 백신을 사용하는 최초의 나라가 됐다. 이 정책이 가능한 이유는 어느 정도 예측 가능한 범위의 바이러스군(H5형, H7형)이 중국에서 유입돼 이에 대응하는 백신을 쓰는 형태로 발전됐기 때

---

* 2017년 5월 27일 홍콩보건부 공식 통계 기준으로는 714명(자료: 김인호, 박옥, 한국 보건산업 진흥원, 16~17절기 중국 조류인플루엔자(A/H7N9) 인체감염 발생 동향)

문이다. 이 전략은 꽤 성공적이어서 인체 감염 사례가 잘 통제됐으며 홍콩 내의 농가도 만족해하는 눈치였다. 아직까지 시장에서 살아 있는 닭이 판매되는 도시치고는 어느 정도 잘 통제되고 있는 것 같았다.

무엇보다 백신이 조류인플루엔자의 전파 속도를 늦춰준다는 말이 인상적이었다. 바이러스가 폭발적인 상황에 있는 것보다는 백신을 통해 어느 정도 바이러스가 억제된 상황이라면 인간 감염 사례가 줄어들 것이기 때문이다. 논리적으로 말이 되는 이야기였다. 이런 논리가 우리나라에 적용될 수는 없을까? 이 내용은 5장에서 구체적으로 다룬다.

우리나라의 상황

우리나라의 AI 백신에 대한 생각은 어떨까? 모든 정책에는 방향성이 존재한다. 2004년 인도네시아와 태국에서는 조류인플루엔자에 대한 살처분을 거부하고 나선 사례가 있었다. WHO에서는 인도네시아에 사절단을 급파해 정부가 살처분을 유일한 대안으로 받아들이도록 유도하는 형국이 벌어지고 있었다. 태국에서는 일부 자치단체와 방콕의 일부 농장에서 조류인플루엔자 발병 농가의 닭고기를 판매를 허용했다. 살처분에 따른 시간과 인력, 금전적인 문제가 원인이었다.[**]

[**] 인도네시아·방콕시 조류 독감 닭 살처분 거부(국민일보, 2004. 1. 30자 기사)

각 나라마다 질병의 통제에 대한 생각과 여력이 다르다는 것을 확인할 수 있는 대목이다.

2014년 당시, 방역위원회 소속 모 수의대 교수님께 우리나라에서도 백신을 쓰면 안 되느냐는 질문을 한 적이 있다. 그 교수님은 살처분으로 막아내는 방법이 최선이며 백신으로 막아내는 방법은 후진국에서나 쓰일 법한 일이라고 말했다. 나는 백신이 더 과학적인 방법이고 선진국에서나 쓰일 법한 방식이라는 대답을 기대했지만 대답은 정반대였다. 아이러니하게도 덮어놓고 무조건 죽이는 방식이 더 선진국다운 방식이었다. 나중에 알게 된 사실이지만 살처분은 훨씬 더 많은 비용을 수반하는 정책이다. 이를 감당할 수 있는 나라는 선진국뿐이다. 경제적인 논리로 보면 그렇다.

이런 논리에 사로잡혀 빠른 살처분을 최우선이라고 믿는 것이 우리나라의 방역 정책이다. 2018년 '농림축산검역본부'에서 열린 세미나에서도 이런 기류를 확인할 수 있었다. 당시 강연 내용을 봐도 조류인플루엔자가 인간에게 옮길 수 있는 인수공통 감염병이라는 점, 또한 변이가 활발하다는 점을 근거로 들어 현 단계에서는 살처분이 가장 깔끔한 방식이라는 확고한 믿음을 지니고 있었다.

다큐멘터리의 가장 마지막 촬영은 '농림축산식품부'였다. 가장 어려운 섭외가 어려웠고, 이유는 잘 모르겠지만 우호적인 분위기는 아니었던 것으로 기억한다. 불필요한 정보나 추측성 기사에 여러 번 시달렸던 모양이다. 그만큼 바쁘게 돌아가는 분위기를 잘 느낄 수 있었다.

이곳에서도 백신과 살처분에 대한 방향성에 대해 물어봤다. 아직 확실하고 믿을 수 없기 때문에 살처분으로 대응할 수밖에 없다고 말했다. 백신을 사용하면 닭이 병에 걸렸는지 모른 채, 바이러스를 계속 전파할 수 있기 때문에 지금으로선 살처분이 유일한 대안이라고 말했다.

다만 농림축산식품부에서도 조심스레 백신에 대한 가능성을 믿고 항원 뱅크를 만들어 놓는 등의 조치를 취하고 있다는 점을 밝혔다. 구제역은 이미 백신을 통해 잘 제어하고 있다는 믿음을 심어줄 수 있었지만, 조류인플루엔자가 참으로 골치 아픈 문제였다.

조류인플루엔자는 인수공통이면서 변이가 일어나고 다양한 유형의 바이러스가 존재하고 있는 질병이다. 그리고 이를 방역으로 연결시켜야 한다. 따라서 쉬운 문제가 아니다. 우리나라의 방역 정책을 비판하고 싶은 생각은 없다. 그들은 이미 많이 지쳐 보이기 때문이다. 거의 해마다 이런 바이러스들이 발생하는데, 여유로울 틈이 있을까? 비상근무 시에 쪽잠을 자면서까지 방역에 매진하는 이곳 부서를 비난하고 싶진 않다. 다만 '좀 더 과학적이고 유연한 정책이 나오면 어떨까?'라는 아쉬움은 있다. 기회가 된다면 좀 더 많은 대화를 나눠보고 싶었다.

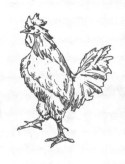

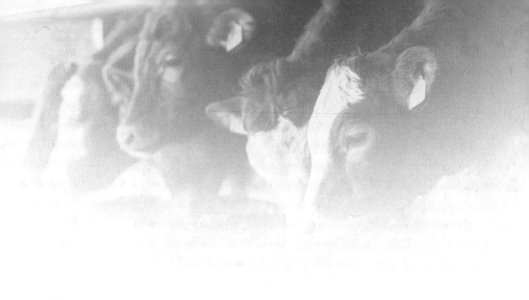

**"어떻게 보면 정말 가장 싼 돈으로 가장
많은 단백질을 공급해주는 게 달걀이에요.**

그런데 적어도 내 아이가 먹고 내 가족이 먹는 달걀이 어떻게 유
통되고 어떤 곳에서 어떻게 달걀이 나왔는지 정도는 국민 여러
분들이 알고 지냈으면 좋겠어요. 그리고 우리에게 달걀을 주기
위해 아이(닭)들이 얼마만큼 고통을 당하고 얼마만큼 죽임을 당
하고 얼마만큼 죽어 나가고 있는지 국민 여러분들이 알아주셨으
면 좋겠어요.

우리는 달걀을 쉽게 돈으로 살 수 있지만 그 달걀 한 알 때문에
수많은 아이(닭)들이 떼죽음을 당하고 있어요. 멀쩡한 아이들까
지…. 어렸을 때 강아지, 닭들과 함께 어울려 살았는데 이제는 생
명이, 생명이 아니에요. 너무 많은 죽음을 보다 보니 뭐 죽음을 봐
도 '죽나 보다', '당연히 죽였나 보다'라고 생각하고, AI나 살처분
이야기가 나오면 국민 여러분들은 '그냥 다 병에 걸렸나 보다', '그
래서 죽였나 보다.'라고 생각하죠. 그게 아니거든요. 병에 안 걸려
서 죽는 애들이 더 많아요. 그 '예방'이라는 말 때문에…."

– 본문 중에서

4 동물복지의 쟁점

2018년 7월 9일, 국회에서 의미 있는 토론회가 열렸다. '생명을 묻다'라는 제목의 이 토론회에는 농민 출신인 김현권 의원과 표창원 의원 그리고 정의당 이정미 의원 등이 참석했고 세미나는 55대 법무부장관을 지낸 강금실 전법무부 장관과 사단법인 '선'에서 주도적인 역할을 했다. 환경단체나 동물보호단체가 아닌 공익 법률재단에서 이 문제에 관심을 갖고 가축 살처분과 관련된 입법과 제도 개선을 위해 토론회가 열린 것이다. 참고로 강금실 전장관은 당시 포럼 '지구와 사람'의 주축이었다.

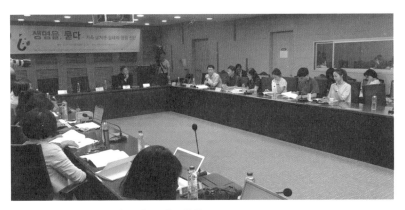

서울 여의도 국회에서 열린 '생명을 묻다' 토론회

당시 토론회 진행을 지켜보던 나는 우리나라에서도 꽤 많은 의식의 변화가 있었다는 것을 느낄 수 있었다. 누구나 알고 있는 것처럼 수많은 시행착오를 겪어본 사람들의 생각이 모여 대중의 여론이 되고 나중엔 법제화되는 것 아니겠는가? 그런 의미에서 꽤 유의미한 토론회였다고 기억한다. 이 법률 단체들이 주장하는 '동물의 기본권'에 관한 이야기는 마지막 장에서 언급한다. 4장에서는 취재하면서 만난 '동물복지 농장'에 관해 이야기해 보려고 한다.

동물복지와 살처분의 상관관계

일반 대중은 동물복지 농장에 대해 어느 정도의 인식을 갖고 있을까? 가장 먼저 떠오르는 것은 마트에서 달걀을 살 때 본 동물복지 농장인증 표시 정도가 아닐까 싶다. 동물복지 농장은 높은 수준의 동물복지 기준에 따라 동물을 인도적으로 사육하는 소 · 돼지 · 닭 · 오리농장을 국가에서 인증하고 인증농장에서 생산되는 축산물에 '동물복지 축산농장 인증마크'를 표시하게 하는 제도이다. 동물이 본래의 습성을 유지하면서 살 수 있도록 관리하는 농장을 인증하는 제도라 볼 수 있다.

우리나라는 2012년부터 달걀에 표시하기 시작했고 점차 그 대상이 확대되고 있다. 농림축산검역본부에 따르면 우리나라에서 동물복지 농장인증을 시작한 것은 2012년으로, 2012년 달걀(산란계), 2013년 돼지, 2014년 육계, 2015년 한우, 젖소(우유) 순으로 인증하기 시작했다. 2018년을 기준으로 동물복지 농장은 총 198개소가 있으며 이는 전년 대비 36% 정도(56개소의 신규 농장이 인증) 증가한 수치다.

동물복지 농장에서는 대부분 닭을 사육한다. 인증받은 전체 198개의 농가 중 176곳의 농장이 닭을 키우는 농장이다. 약 89%의 동물복지 농장이 닭을 키우는 농장인 셈이다. 2018년 기준으로 전체 양계농가 중 산란계 동물복지 닭 농장은 약 11.7%(118/1,007)이며, 고기용 닭을 키우는 육계는 3.8%(58/1507) 정도의 비율을 차지하고 있다. 2018년 기준으로 볼 때, 소수의 규모의 농장이긴 하지만 매년 증가세에 있어 귀추가 주목된다. 무엇보다 우리나라의 축산 환경이나 인식이 많이 바뀌고 있는 것 같다.

닭에 대한 동물복지 농장이 많아졌다는 것에는 이전에 여러 차례 문제가 제기가 됐던 케이지식 닭장 사육에 대한 비판과 인식 전환이 큰 몫을 했다고 생각한다. 예전 뉴스나 시사 프로그램에서 공장식 축산을 비난하며 A4 용지 한 장 정도의 공간에 닭들이 갇혀 사는 모습이 공개되면서 사람들은 동물에 대한 양심의 가책을 느꼈을 것이다. 그런 대중적인 인식이 특히 산란계 농장을 대상으로 동물복지 농장으로의 전환을 가져온 것이 아닐까?

문제는 동물복지 농장이 살처분과 어떤 관련이 있는지를 면밀히 따져봐야 한다는 점이다. 우리는 동물복지와 살처분이 서로 상관관계에 있다고 믿는 경향이 있다. 좀 더 면밀히 따져보면 살처분과 공장식 축산은 불가분의 관계에 있다고 생각하는 것이 보편적이다. 4장의 첫머리에서 언급한 국회 '생명을 묻다' 토론회에서 이정미 정의당 위원은 동물복지와 살처분 문제에 대해 다음과 같이 말했다.

"…(전략)… 이 AI, 구제역 문제가 우리 사회에서 매우 커다란 문제로 대두되고 나서 원인조차 제대로 파악하지 못하고 항상 사후 대책에만 골몰해왔습니다. 그리고 그런 사후 대책의 방식이 살처분하는 양상으로 나타나고 있고 그것이 2차, 3차의 피해로 계속 확산되고 있는 것을 수년 동안 목격해왔습니다. 단순히 이제 동물을 살처분하는 것에 그치는 것이 아니라 아시다시피 토양이 오염되고 또 그 살처분에 가담했던 사람들에게 심각한 트라우마를 남기고 있습니다. 살처분 작업에 참여했던 사람들뿐 아니라 그것을 지켜봤던 국민들에게도 큰 정신적인 상처를 주고 있는데요.

이제 이런 방식으로 매년 반복되는 그런 사후 대책으로는 구제역 AI를 막을 수 없을 뿐더러 근본적인 대책도 수립할 수 없는 지경에 이르렀다고 봅니다. 이 모든 원인은 결국 공장식 축산에 있습니다. 이 공장식 축산을 제어하기 위해 여러 가지 방안이 논의돼야 합니다.

저도 올해 동물기본법 제정에 나서고 있는데 그 과정을 통해 동물들을 저렇게 좁은 케이지 안에서 가둬 키우고 거기에 엄청난 항생제를 투입하고 또 그런 불안전한 먹거리가 우리 밥상에 들어오는 일들을 막기 위한 노력을 여기 계신 분들과 함께 기울이겠다는 약속을 드립니다. 오늘 이 토론회가 좀 더 근본적인 입법, 그리고 어떻게 보면 알고 있는 어떤 해답을 실천하기 위한 결단을 내리는 자리가 돼야 하지 않을까 생각합니다."

일반적인 대중이 생각하는 살처분에 관한 문제의식도 이정미 의원의 발언과 거의 비슷할 것이다. 결론적으로 한곳에서 너무 많은 동물(가축)을 키우고 있으니 병이 전파되기 쉽고 또 전염병이 돌면 많은 개체수를 죽여야 하는 것이 현실이다. 또 공장식 축산 덕분에 많은 사람이 싼 가격으로 풍족하고 편리하게 고기나 달걀을 소비하고 있는 것도 사실이다. 동물복지가 과연 살처분의 대안이 될 수 있을까?

획일적 기준에 대한 동물복지 농장의 비판

2018년 5월 2일 전주 지방 법원 앞에서 소규모 기자회견이 있었다. 이 회견에 참석한 사람들은 피처럼 진한 색깔의 붉은 티셔츠를 입고 뭔가를 외치고 있었다. 이는 동물보호시민단체인 '카라'에서 전북 익산시의 동물복지농장인 '참사랑 농장'의 살처분 명령 철회 요구를 외치는 기자회견이자, 일종의 소규모 집회였다.

이날은 전주지방법원에서 전북 익산시와 참사랑 농장의 조정권고안이 떨어진 날이다. 닭을 '살처분'하는 문제를 두고 본격적인 법

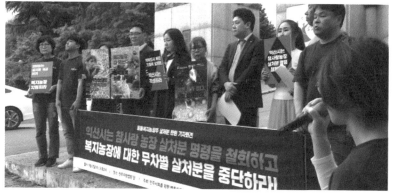

전주 지방 법원 앞 기자 회견 모습

적 공방이 시작된 우리나라의 첫 사례였다. 이들에게 도대체 무슨 일이 일어났을까?

5월 중순, 봄의 기운이 한창인 날에 우리는 익산으로 향했다.

참사랑 농장을 찾아가는 길은 그렇게 어렵지 않았다. 야트막한 산들 사이에 놓인 편도 1차선의 도로를 따라 차를 달리다 보니 전형적인 농촌의 모습이 눈에 들어왔다. 벼농사를 위해 물을 대는 논과 무엇을 키우는지 알 수 없는 각종 비닐하우스들이 어우러져 있었다. 이런 풍경들 사이로 커다란 닭 사육 농장이 나타났다.

철제 샌드위치 판넬(패널)로 지어진 농장의 위용이 대단했다. 하지만 우리의 목적지는 이곳이 아니었다. 공장 같은 농장들을 뒤로하고 시골 샛길을 따라 조금만 가면 소규모 농장의 모습이 보인다. 조금 규모가 큰 비닐하우스 같은 모습의 농장이다. 이곳이 바로 우리나라 최초로 살처분을 거부한 농가인 '참사랑 농장'이다.

위세당당한 농장들을 보다가 이렇게 작은 농장을 보니 처음에는 볼품없게 느껴졌다. 이런 작은 농장에서 무슨 마음으로 국가의 결정에 대항할 생각을 했을까? 나같은 소시민의 발상으로는 도무지 이해가 안 되는 행동이다. 농장의 규모를 보니 더더욱 이들의 행보에 관심이 생겼다.

농장 앞에서 전화를 하니 중년 부부가 반갑게 손을 흔들면서 나온다. 그리고 몇 마리의 강아지들도 함께 꼬리를 흔들며 이방인을 반긴다. 이곳에는 동물에 대한 온정이 살아 있는 것 같았다.

사람들을 만나보면 동물에 대한 애정도가 각각 다르다는 것을 알 수 있다. 동물을 그저 짐승으로 취급하며 마구 대하는 사람, 하나의 생명으로 생각하고 같은 생명체로서 애정을 보이는 사람, 과도한 애정을 보이는 사람까지 실로 다양하다. 이들 부부에게서는 아파트에서 반려동물에게 과도한 애정을 쏟는 것과 다른 종류의 애정이 느껴졌다. 그저 동물을 하나의 생명으로 이해하고 항상 소통하려는 모습을 보였다. 그것이 강아지든, 닭이든 마찬가지였다. 항상 동물에게 말을 건다. 그것도 즐겁게 말이다. 이 모습이 참사랑 농장주인 유소윤 씨 부부의 첫인상이었다.

퇴역 군인인 남편 임희춘 씨는 아직 군인의 느낌이 남아 있었다. 짧은 머리에 약간은 뚱한 표정이지만 눈빛만은 따뜻했다. 무엇보다 아내 유소윤 씨의 모습이 인상적이었다. 까맣게 그을린 피부에 깡마른 몸, 염색을 하지 않아 흰머리가 듬성듬성 난 모습이 고단한 농촌의 삶을 몸소 보여주는 것 같았다. 이곳에서의 생활이 어떨지 짐작이 갔다. 볕이 좋은 닭장 사이의 공간에서 남편 임희춘 씨와의 인터뷰를 먼저 진행했다.

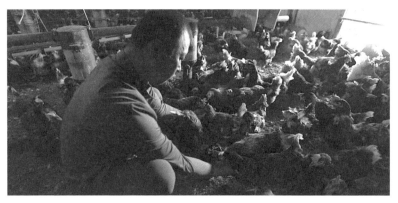

전북 익산에서 양계농장을 운영하는 참사랑 농장 임희춘 씨

"지난 2017년 3월 10일 오후 3~4시경에 살처분 명령서를 갖고 와서 그날 안에 처리하라고 말하더군요. 그런데 저희 아이들은 AI에 안 걸렸어요. 안 걸렸기 때문에 제가 시 그 관계자분한테 어차피 잠복기간이 21일이므로 21일 안에 AI가 발병하면 시에서 주는 돈 10원도 안 받고 우리 돈으로 빚을 내서라도 우리가 모든 처리를 다 하겠으니 잠복기만큼만 기다려달라고 말했어요. 그런데 무조건 살처분해야 한다고 하더군요.

저희는 피해자일 뿐 AI를 만든 게 아니잖아요. AI가 발생한 농가는 일주일씩이나 의심 신고를 늦게 했음에도 불구하고 그 농가는 아무 제재가 없고…. 오히려 그 농가가 피해자고 저희가 가해자가 된 거예요."

그해 2월 27일 이곳 참사랑 농장에서 약 2.4㎞ 떨어진 한 농장에서 고병원성 조류인플루엔자가 발생했다고 한다. 최초 발생 농장을 살처분한 이후 3㎞ 이내 주변 농장에서 2곳의 농장에서 또다시 조류인플루엔자가 발생하자, 중앙가축방역심의위원회는 최초 발생 농장 3㎞ 이내의 농장 모두를 살처분하기로 결정했다. 그래서 이곳 참사랑 농장에도 3월 10일 살처분 명령서가 전달됐다. 이들 부부는 이 명령을 완강히 거부했다. 매일같이 찾아오는 방역 공무원을 막기 위해 차로 입구를 막고 차 안에서 잠을 자며 농장을 지켰다고 한다. 이유는 단순했다. 병에 걸리지 않은 닭을 포기할 수 없었기 때문이다.

동물복지 농장을 운영하는 부부는 생명에 대한 생각이 남달랐다.

> "저는 군대 생활을 27년 했어요. 부당한 명령은 안 받아들여
> 도 된다고 생각해요. 하지만 저희 아이들이 병에 걸렸는데 안
> 받아들이는 게 아니었잖아요. 사람 자식은 몸으로 낳았지만,
> 이 아이들은 마음으로 낳았습니다. 마음으로 낳은 애들을 쉽
> 게 포기할 수 없었죠."

상명하복에 익숙한 군인 경력도 소용없을 정도로 이들은 완강했
다. 결국 살처분은 막았지만, 방역이 완료될 때까지 달걀을 출하하
지 못해 그 피해를 고스란히 떠안았다. 그리고 익산시로부터 「가축
방역법」 위반으로 소송에 걸리게 된다.

이듬해인 2018년 5월에 전주지방법원에서는 익산시와 참사랑 농
장 간의 조정 권고가 내려졌지만 조정은 결렬됐다. 이곳 농장에서는
살처분 명령 '취소'를 요구했고 익산시에서는 살처분 명령 '철회'라
는 명목으로 발표를 했다. 철회와 취소는 위법성의 인정 측면에서 다
르다. 살처분 철회는 참사랑 농장이 위법한 행위를 했지만 그래도 명
령을 철회해주는 것으로 해석되기 때문이다. 그래서 이들은 아직까
지도 지루한 싸움을 이어가고 있다.

이 농장 사례에도 쟁점은 있다. '동물복지 농장은 바이러스에 안
전한가?'의 문제다. 동물복지 농장을 운영하는 농장주들은 닭의 생
태적인 특성을 잘 유지시켜 주기 때문에 면역력이 좋아져 병에 잘 걸
리지 않는다고 주장한다.

하지만 방역 정책을 수립하는 정부의 생각은 다르다. 아무리 면역력이 좋은 닭이라고 하더라도 바이러스에 걸리는 것은 똑같다는 입장이다. 건강한 사람도 코로나에 걸리는 것과 마찬가지라는 것이다. 이 문제에 대해 참사랑 농장과 대립 중이던 전북 익산시의 담당 공무원과 인터뷰를 했다. 그는 동물복지 농장도 바이러스에 걸리는 것은 예외가 아니라는 입장이었다.

> "면역력이 강하다고 해서 AI에 걸리지 않는다는 보장은 없거든요. 사람을 예로 들면 아무리 건강한 사람도 감기에 걸리잖아요. 감기도 인플루엔자니까…. 건강한 사람은 인플루엔자에 걸리더라도 잠깐 앓고 지나가는데 몸이 약한 사람은 그걸 이겨내지 못하고 죽을 수도 있어요.
> 사람 같은 경우에는 이런 경우가 드물지만, 닭은 체구가 작고 체력이 약하기 때문에 병균이 들어오면 바로 폐사해요. 면역력이 강한 닭과 면역력이 약한 닭을 똑같은 바이러스에 감염시켰을 때 둘 다 폐사한다는 이야기가 있거든요. 인플루엔자 바이러스가 그만큼 독성이 강하다는 이야기죠. 그러니까 건강하다고 해서, 면역력이 강하다고 해서 AI에 감염되지 않는다는 것은 저는 받아들일 수 없는 이야기라고 생각합니다."

취재를 하면서 동물복지 농장 사례는 흑백논리로 나눌 수 없는 문제라는 것을 깨달았다. 농장, 정부 모두 난관에 봉착한 것 같았다. 한 가지 확실한 점은 동물복지 농장을 운영하는 분들은 동물의 습성대로 키우는 것이 윤리적으로 옳은 일이라 믿고 있다는 것이다.

우리가 살처분과 관련된 다큐멘터리를 제작한다고 했을 때, 농장 문을 열고 취재에 응해준 곳도 대부분 동물복지 농장이었다. 왜냐하면 이들은 자신감이 있기 때문이다. 동물복지 농장은 살처분과 관련해 좀 더 면밀하게 관찰해줄 것을 요청했다. 정부에서 동물복지 인증을 장려하고 있으면서 항상 똑같은 잣대로 살처분하는 것에 대한 저항이 심했다.

참사랑 농장의 임희춘 씨는 처음 동물복지 농장 설명회에서 만난 수의사에게 실망을 했다고 한다. 기껏 동물복지하라고 해놓고 막상 전염병이 돌면 모두 똑같이 살처분하라는 논리를 받아들일 수 없었기 때문이다.

"저희 동물복지 농가들은 수의사 선생님들에게 1년에 한 번씩 교육을 받습니다. 지난번 교육 때는 그분께서 힘들지만 열심히 하라고, 좋은 일이 있을 거라고 말씀하셨어요. 근데 그분이 갑자기 찾아와서는 살처분하라고 하더군요. 이게 말이 되는 겁니까? 교육장에서는 열심히 하라고 해놓고 이제와서 살처분하라는 것은 저희보고 죽으라는 거잖아요. 이럴 거면 교육이 왜 필요한 거죠?"

한쪽에서 동물복지 농장을 장려하고, 또 다른 한쪽에서는 묻지마식의 '살처분'이 일어나고 있는 것이다. 이것이 바로 살처분을 둘러싼 동물복지 농장의 최대 쟁점이다.

나는 동물복지 농장만 유독 바이러스에 강하다고 보지는 않는다. 동물복지 농장에서도 조류인플루엔자 발병 사례가 있기 때문이다. 하지만 묻지마식의 살처분에 대한 저항도 이해가 된다.

그간 동물복지 농장을 장려해온 취지를 살릴 수 있는 새로운 접근 방식으로 대응하는 것이 필요해 보인다. 다른 사육 환경에 같은 잣대를 적용하면 혼란만 커질 뿐이다. 우리는 동물에게 가혹하면서도, 인간에게만 가장 안전한 방법을 고집하고 있다. 언제까지 이렇게 개체를 없애는 방법으로만 버틸 수 있을까? 그리고 동물에 대한 생명윤리는? 그렇다고 신속한 방역을 위해서 살처분을 안 할 수도 없고…. 아직 갈 길이 멀다.

법원을 나오면서 울부짖던 참사랑 농장의 농장주, 유소윤 씨의 절규가 가슴속에 꽂혔다. 동물복지와 살처분 운운하기 전에 우리가 다시 한번 생각해볼 문제다.

"어떻게 보면 정말 가장 싼 돈으로 가장 많은 단백질을 공급해주는 게 달걀이에요. 그런데 적어도 내 아이가 먹고 내 가족이 먹는 달걀이 어떻게 유통되고 어떤 곳에서 어떻게 달걀이 나왔는지 정도는 국민 여러분들이 알고 지냈으면 좋겠어요. 그리고 우리에게 달걀을 주기 위해 아이(닭)들이 얼마만큼 고통을 당하고 얼마만큼 죽임을 당하고 얼마만큼 죽어 나가고 있는지 국민 여러분들이 알아주셨으면 좋겠어요.

우리는 달걀을 쉽게 돈으로 살 수 있지만 그 달걀 한 알 때문에 수많은 아이(닭)들이 떼죽음 당하고 있어요. 멀쩡한 아이들

까지…. 어렸을 때 강아지, 닭들과 함께 어울려 살았는데 이제
는 생명이, 생명이 아니에요. 너무 많은 죽음을 보다 보니 뭐
죽음을 봐도 '죽나 보다', '당연히 죽었나 보다'라고 생각하고,
AI나 살처분 이야기가 나오면 국민 여러분들은 '그냥 다 병에
걸렸나 보다'. '그래서 죽었나 보다.'라고 생각하죠. 그게 아니
거든요. 병에 안 걸려서 죽는 애들이 더 많아요. 그 '예방'이
라는 말 때문에…."

결국 묻지마식 살처분에 대한 문제를 동물복지 농장에서 제기한
것이다. 이런 저항과 반대는 정책 결정 기관에서 또 다른 형태의 새
로운 변화를 이끌어낼 수 있다고 생각한다. 8개월 동안 비상근무를
했다는 익산시 어느 공무원의 고충도 이해가 가고 생명윤리를 외치
는 동물복지 농장의 목소리도 이해가 간다. 어쨌든 가축이라는 이름
으로 수없이 많은 죽음을 당해야 했던 동물들을 보호할 방안은 무
엇인지 머리를 맞대고 고민해봐야 할 시점이다.

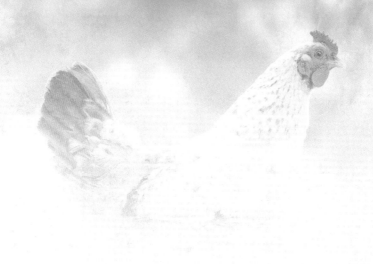

XXXXXXXXXXXXXXXXXXXXXXXXXXX

살처분과 백신은 함께 사용해야
더 큰 효과를 낼 수 있다.

즉, 바이러스를 빠르게 제거하는 살처분의 장점과 바이러스 확산
을 늦추는 백신의 장점을 살려 함께 사용하는 것이다. …(중략)…
살처분과 백신 정책 두 가지 방법 모두 빠르게 번져나가는 바이
러스를 통제하기 위한 수단이다. 걷다가 발바닥에 상처가 났다고
가정해보자. 항생제가 없었던 시절에는 다리가 붓고 고름이 나오
기 시작하면 다리를 잘라내는 게 최선의 방법이었다. 생명을 살리
려면 발바닥에만 고름이 생겼더라도 딱딱해진 부분보다 훨씬 위
쪽인 무릎까지 잘라내야 균이 온몸으로 퍼지는 것을 막을 수 있
었다. 무릎까지 희생했건만 열이 내리지 않고 잘랐던 부위 근처가
다시 부어오르면 허벅지까지라도 희생해야 한다. 그래서 살처분
을 '비싼 정책'이라 부른다.

– 본문 중에서

5 현장 수의사가 바라본 조류인플루엔자

조류인플루엔자에 대한 오해들

| 나는 닭 수의사

처음 만난 사람에게 내 직업을 이야기하면, 보통 동물병원에서 흰색 가운을 입고 개나 고양이를 진료하는 사람일 거라 생각한다. 하지만 우리가 주로 일하는 곳은 한적한 농촌의 축산 농장이다. 나와 같은 '닭 수의사'들 중에서도 주력 분야가 먹는 닭(육계), 알 낳는 닭(산란계), 부모 닭(육계와 산란계를 낳는 종계) 등으로 세분화되지만, 일반 사람들은 잘 모른다.

닭은 최소 1,000마리 이상 단위로 사육되기 때문에 우리의 주된 처방과 조치 역시 예방과 백신에 관한 일이 많다. 우리는 매일 한두 농장씩, 연간 500번 이상 많은 농장을 드나들며 질병과 방역, 위생에 대해 생각하고 처방하며 결과를 지켜본다.

해마다 겨울이 되고 뉴스에 조류인플루엔자 이야기가 나오기 시

---

* 이 장은 이 책의 공동저자 윤종웅 한국 가금수의사회장이 집필한 내용으로, 전문적인 현장 수의사의 의견을 실었습니다.

작하면, 주위에서 "조류인플루엔자 때문에 굉장히 바쁘시겠네요?"라고 묻는다. 아니, 사실은 전혀 그렇지 않다. 정부가 조류인플루엔자에 관한 한 모든 것을 담당하기 때문이다.

다시 말해 1종 가축 전염병은 정부가 도맡아 하고 민간인인 우리는 그 이외의 조류 질병을 담당한다. 심지어 우리는 국내에서 고병원성 조류인플루엔자가 발생하면 전혀 움직이지 못한다. 세월호 사건처럼 '가만히 있으라'는 국가의 명령이 발동되고 수의사나 가축 관련 종사자들은 모두 '(잠재적)전파자'로 취급된다.

행정에서 보는 방역과 현장에서 보는 방역은 다르다. 조류인플루엔자를 코로나 사태에 비유하자면 의사들은 집에서 쉬고 환자들 접한 경험이 없는 공무원들이 모두 동원되어 진료하고 환자를 분류하고 방역활동을 하는 셈이다. 과연 행정력만으로 방역이 될까? 정부는 행정으로 질병을 처리하고 우리는 질병과 생명을 다루는 입장이므로 서로 관점의 차이가 있을 수밖에 없다. 다만 우리의 경험과 정부의 행정력이 상호 보완된다면 더 나은 결과를 기대할 수 있다고 생각한다.

그런데도 전국 현장에 있는 100여 명의 조류 전문 임상수의사가 겪는 실제 현장의 이야기는 많이 알려지지 않았다. 우리가 바라보는 전염병과 인플루엔자에 대한 이야기를 해보려고 한다.

| 코로나와 조류인플루엔자

어느새 코로나19 시대 2년차를 맞이했다. 사람들은 끝이 보이지 않는 상황 속에서 바이러스와 방역, 백신과 면역에 관한 이야기를 입에 올린다. 그럼에도 저마다 눈에 보이지 않는 바이러스, 그리고 세균에 대한 이해의 깊이는 크게 차이가 난다.

요즘에는 사람들에게 내가 먼저 질문을 한다. "조류인플루엔자 아시죠? 조류인플루엔자 때문에 사람이 과연 얼마나 죽었다고 생각하세요?"

이 대답에는 중간이 없다. "엄청 많이 죽지 않았나요? 세계대전 때 죽은 사람보다 많다고 하던데요."이거나 "한국은 아직 죽은 사람이 없지 않아요?'처럼 대답하는 사람들로 나뉜다.

이처럼 답이 양쪽으로 나뉘는 이유는 간단하다. '조류인플루엔자=계절독감=팬데믹' 또는 '조류인플루엔자=가축질병=사람과 무관한 일'로 이해하는 부류의 차이다.

그렇다면 과연 이 익숙한 '고병원성 조류인플루엔자' 때문에 죽은 사람은 얼마나 될까? 2003년 중국 광둥성에서 변이된 조류인플루엔자가 발생한 이후 18년이 지났지만, 조류인플루엔자에 직접 감염돼 사망했다고 보고된 사람은 전 세계 누적 기준 1,500명도 안 된다. 매년 평균 100명도 안 되는 수준이다. 좀 더 구체적으로는 H5N1[*]으로 감염된 861명 중 사망 455명, H7N9[**]는 571명 중 사망 212명이다.

---

[*] 인플루엔자 A의 아형으로, 고병원성 조류 독감을 일으킨다.

[**] 인플루엔자 A의 항원형

Cumulative number of confirmed human cases for avian influenza A(H5N1) reported to WHO, 2003-2020

Country	2003-2009*		2010-2014*		2015-2019*		2020		Total	
	cases	deaths	cases	deaths	cases	deaths	cases	deaths	cases	deaths
Azerbaijan	8	5							8	5
Bangladesh	1		6	1	1				8	1
Cambodia	9	7	47	30					56	37
Canada			1	1					1	1
China	38	25	9	5	6	1			53	31
Djibouti	1								1	
Egypt	90	27	120	50	149	43			359	120
Indonesia	162	134	35	31	3	3			200	168
Iraq	3	2							3	2
Lao People's Democratic Republic	2	2							2	2
Myanmar	1								1	
Nepal					1	1			1	1
Nigeria	1	1							1	1
Pakistan	3	1							3	1
Thailand	25	17							25	17
Turkey	12	4							12	4
Viet Nam	112	57	15	7					127	64
Total	468	282	233	125	160	48			861	455

* 2003-2009, 2010-2014 and 2015-2019 total figures. Breakdowns by year available on subsequent tables.
Total number of cases includes number of deaths.
WHO reports only laboratory-confirmed cases.
All dates refer to onset of illness.
Source: WHO/GIP, data in HQ as of 23 October 2020

World Health Organization

세계보건기구가 집계한 2003~2020년 조류인플루엔자 피해자 수

　세계보건기구WHO에서도 인플루엔자를 크게 계절독감과 조류 및 다른 인수공통 인플루엔자로 나눈다. 우리가 '신종플루'라 부르는 돼지 인플루엔자는 사람에게 훨씬 더 감염력이 높고 치명적인 바이러스이며 이미 2009년 한국에서도 유행한 적이 있다.

　WHO나 질병통제센터CDC의 보고서에는 조류인플루엔자에 대해 '조류인플루엔자 바이러스는 일반적으로 사람에게 감염되지 않음', '팬데믹 가능성이 있는 질병' 수준으로 언급돼 있다.　　적어도 코로나가 대유행하기 전엔 가능성이 가장 높은 바이러스라고 해도 무방

했겠지만, 미국에서만 매일 1,000여 명이 코로나로 사망하는 지금 상황에서는 인플루엔자 바이러스와 질병에 대해 새로운 평가를 내려야 하지 않을까?

WHO 자료를 보면, 2018년 기준으로 전 세계에서 매년 120만 명이 에이즈로 사망하고 결핵은 150만 명, 말라리아는 40만 5,000명으로 추산된다. 아시아에서 광견병으로 개에 물려 죽는 사람만 해도 매년 5만 명이다. 2003년 이후 15년간 1,500여 명이라면 1년에 전 세계에서 100여 명이 사망한 셈이고 실제로 사람의 발병은 대부분 인도네시아, 이집트, 베트남, 중국 등 몇 개의 국가에 국한된다.

이 발병 국가들 중 대부분은 양계 농장에서 조류인플루엔자의 대규모 발병이 있을 무렵 사람에게 전파된 경우와 산발적인 농장 주변의 면역력 약한 사람에게 전파된 경우에 속한다. 인체 감염이 있었던 나라는 몇 개국에 지나지 않은 이 바이러스를 왜 그리 두려워했던 걸까?

조류인플루엔자가 사람에게 쉽게 감염되고 빠르게 변화하는 바이러스였다면, 이미 나처럼 양계장을 연간 500번 이상 드나드는 수의사들이나 양계업을 하는 사람이나 작업자들이 가장 위험에 노출된 사람일 것이다.

인체 감염이 있는 나라들은 대부분 개발도상국이라 불리는 나라

*** 바이러스의 병원성에 따라 '고병원성 조류인플루엔자(HPAI, 제1종 가축전염병으로 분류)'와 '저병원성 조류인플루엔자'로 구분됨.

들이다. 단백질 소비와 인구가 많지만, 사료와 유전 자원 산업화 인
프라가 부족한 나라들이므로 가장 손쉽게 시작할 수 있는 축산업은
'가금 산업'이다. 닭과 조류는 적은 사료를 섭취하고 많은 단백질을
준다. 알과 고기는 종교와 민족, 연령에 관계없이 누구나 먹는 주요
단백질 공급원이므로 한국의 1960~1970년대 농촌에서 집집마다
닭 한 마리는 볼 수 있었다. 이들에게 가금류는 애완동물이자, 식량
이자, 재산이었다. 때로는 손님을 접대하고 마을 잔치에 쓰이고 주인
과 함께 마당을 공유했다. 돼지와 오리가 함께 살기도 하고 날아오
는 오리와 텃새들이 닭장 안으로 드나드는 건 자연스러운 일이었다.

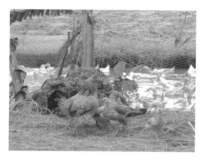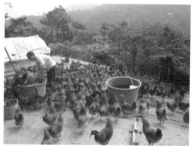

해외의 가금 사육 형태 및 문화

　　문화적으로 가금류 생고기를 즐기거나 닭의 피를 먹는 나라도 있
다. 이런 환경은 현재의 한국에서 1990년대 이후 태어난 사람들에
게는 상상하기 힘든 풍경이겠지만, 대부분의 나라에선 이런 사람과
동물의 환경적 공유가 바이러스와 세균의 공유를 가져온다. 즉, 인
수 공통 질병의 감염이 일어나는 환경은 우리가 흔히 생각하는 도시
와 공원 수준의 자연이 아니다.

┃ 고병원성이라는 이름에서 시작된 오해

국제수역사무국OIE이 정의한 조류인플루엔자의 고병원성highly pathogenic이란, 단지 닭에서 바이러스가 얼마나 빠르게 증식하고 치명적인지를 기준으로 만든 이름이다. 즉, 오리나 기러기 같은 다른 조류는 조류인플루엔자에 걸려도 아무런 증상이 없고 다만 바이러스를 배출하고 보균만 할 수 있다. 이것이 바로 야생 철새들이 국가와 지역을 넘어 바이러스를 전파하는 매개체가 될 수 있었던 이유다. 2007년 야생 조류가 조류인플루엔자의 전파 원인이라고 알려지면서 모든 관심사와 책임이 애꿎은 야생 조류에게 돌아갔다. 청둥오리, 기러기가 모든 공무원과 학자의 공공의 적이 됐다.

한때 조류독감이라는 이름으로 불리기도 했는데, 사람들은 이를 사람의 계절 독감과 혼동하곤 했다. 2003년 이후 매 차례 발생하자, 어느 순간 이 질병이 '공포'라고 보도됐고 이 시점 이후 마치 사람의 질병인 것처럼 다뤄졌다. 고병원성이라는 이름 자체가 사람들에게는 마치 걸리면 많이 아플 수 있다는 느낌을 줬다. 적어도 몇몇 언론은 고병원성이라는 이름을 이런 방식으로 해석해왔다.

하지만 사람은 조류인플루엔자 바이러스에 대한 수용체가 호흡기 깊숙이 있어서 바이러스를 직접 흡입한다 해도 상부 호흡기에서 대부분 걸러진다. 단순히 물가에 가고 새똥을 밟는다고 하더라도 조류인플루엔자에 감염될 확률은 0%에 가깝다.

아직까지도 겨울이면 도심 근처의 호수나 철새가 찾아오는 물가에는 마치 고병원성 조류인플루엔자가 사람에게 직접 감염을 일으킬 것처럼 표현돼 있는 플래카드가 붙어 있다.

2016년 대규모 조류인플루엔자가 발생했을 때, 들고양이가 감염된 닭을 먹고 죽은 일이 있었다. 모 언론에서는 고양이도 포유류이고 사람도 같은 포유류이므로 사람도 위험하다는 논리로 사건을 보도했다. 인플루엔자에 감염돼 죽은 닭을 날것으로 먹지만 않는다면 감염될 확률이 제로에 가깝지만, 언론에서는 흔히 이런 과학적 근거를 생략한 채 보도하곤 한다. 이후 누군가가 사실관계를 파헤친다고 해도 이미 사람들에게 각인된 인식을 바로잡기는 어렵다. 이런 일련의 사건들이 조류인플루엔자에 대한 공포를 재생산했다.

조류인플루엔자가 모든 인플루엔자를 대표하게 된 이유 중 하나는 조류가 거의 대부분의 인플루엔자 바이러스에 감수성이 있기 때문이다. 감수성은 어떤 종류의 인플루엔자 바이러스도 닭에게서 증식될 수 있다는 말이다. 사람들은 이 말을 '그래서 조류가 위험한거야.'라고 해석하지만 조류가 없거나 달걀에 바이러스를 접종해 배양할 수 없다면 백신을 만들 수 없다. 만약 지금 팬데믹이 코로나가 아닌 인플루엔자 바이러스였더라면, 아마도 백신이 실험실에서 빠르게 테스트되고 달걀에서 백신 바이러스 배양을 시작해 빠르게 백신을 보급했을 수도 있다. 실제 우리가 매년 겨울에 주사로 맞는 3가, 4가 계절 독감은 거의 대부분 달걀에서 생산한다. 만약 조류에서 인플루엔자 바이러스가 증식하지 않는다면, 우리는 새로운 바이러스 배양 시스템을 찾아내야 하고 빠르고 저렴한 백신 생산은 어려울 것이다. 어쩌면 조류들은 새로운 바이러스를 가져와 인간을 위협하는 존재이기보다 오히려 새로운 바이러스에 대응할 백신을 만들 수 있도록 알을 내주는 고마운 존재인지도 모른다.

살처분에 대한 오해들

| 300년간 변하지 않는 방역에 대한 개념

간혹 농장에 방문하면, 옆 농장의 소식을 나에게 묻는 사람들이 있다. "저 농장은 질병이 걸렸다고 하던데, 지금은 좀 어때?"라고 묻거나 주변 농장과 서먹해지거나 왕래가 없는 농장들도 있다.

우리나라는 현재는 반경 3㎞ 거리에 있는 농장과 생사를 같이할 수밖에 없는 공동운명체다. 고병원성 인플루엔자바이러스가 3㎞ 안에 있는 농장에 발생하면, 내 농장까지 예방적인 살처분을 할 수밖에 없다. 하지만 오히려 거리가 가깝다는 것을 제외하곤 역학적으로 무관한 곳도 있다. 다른 사료와 약품 거래처 또는 동선마저 겹치지 않는다면 바이러스를 공유할 일이 없는 것이다.

마치 같은 아파트에 사는 앞집, 옆집이 가깝다는 것 외엔 서로 왕래가 없다면, 다른 집에서 어떤 일이 일어났는지 서로 알 수 없는 관계인 것처럼 말이다. 수년 동안 반복된 전염병들로 인해 서로 경계

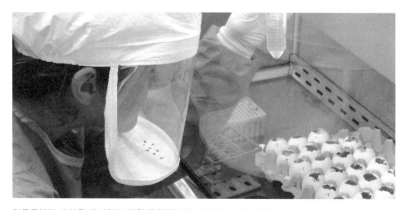

인플루엔자 백신을 생산하기 위한 종란에서의 바이러스 배양 실험

하는 문화가 자리잡다 보니 소식을 다른 이를 통해 물을 수밖에 없는 것이다.

3㎞ 방역대는 공기를 전파할 수 있는 바이러스 특성들 때문에 주변을 빠르게 살처분해야 하는 과거의 경험을 근거로 생겨난 방역 관습이다. 하지만 지금은 차량으로 하루 안에 어느 곳이든 이동할 수 있는 시대인데, 오히려 바이러스 역학적으로 주변 농장이 꼭 더 위험하다고 이야기할 수는 없다. 공기와 쥐나 야생동물이 병을 매개할 수 있다며 단순히 동그라미로 그려놓은 18세기 방역대 논리를 21세기에도 계속 따라야 할까? 차량의 동선과 사람의 이동을 좀 더 세밀하게 추적해 좀 더 정교한 방역을 할 수는 없을까? 운송 수단과 사회 변화는 21세기를 달리고 있지만, 질병 통제 수단은 아직도 18세기 살처분 방식에만 머물고 있는 것 같다. 이미 바이러스 없이 유전자만으로도 백신을 만들고 재조합 단백질을 생산할 수 있는 시대인데 말이다.

| 왜곡된 정책들 – 정부는 피로를 안고, 농장은 책임을 안고

한국은 방역에 대해 많은 면에서 앞서가고 있다. K 방역이 이미 코로나에서 큰 효과를 거뒀다. 구제역, 조류인플루엔자, 미세먼지 때문에 거의 매년 언론에 비쳐진 방역복과 마스크가 이번 코로나 조기 대응에서 긍정적인 작용을 했다고 생각한다. 최선을 다해 감염병에 대응하는 시스템과 많은 연구 개발 프로젝트는 국제적인 학술 분야에서도 인지도를 갖고 있다. 한국에 산다는 건 이 모든 리스크와 이슈들과 끊임없는 사건들로 매일매일 지루할 틈 없이 다이내믹하다는 장점과 함께 내 삶과 무관한 정보들에 대한 피로감을 동시에 가질 수밖에 없는 운명인 것이다.

피로감은 서로에게 책임을 넘기는 형식으로 나타날 수 있다. 사건의 큰 맥락이 어찌됐든 내가 할 일만 다하면 다른 쪽에서 어떻게 하든 관심 없다. 방역적으로 볼 때 지나치거나 굳이 할 필요가 없는 일들이 매년 반복되고 개선되지 않는 것을 보면 참 안타깝다.

이를테면, 철새가 바이러스를 가져오고 철새 도래지와 인근이 오염됐으므로 전부 소독해야 한다는 논리다. 소독약을 대량으로 살포하도록 제작된 '광역 방제 차량'이라는 특수 차량을 동원해 농장 주변과 야외를 소독하는 것이 이제는 야생 조류 방역에 대한 대표 이미지가 돼버렸다. 과연 소독 효과가 있기나 한 것인지, 유사 바이러스를 갖고 소독이 잘되는지, 실험을 해봤는지는 중요하지 않다. 행정적으로 뭔가 한다는 걸 보여줘야 하고 달리 농장 근처만 방역하면 소극적인 대응이라고 여겨질 수밖에 없기 때문에 생긴 일이다.

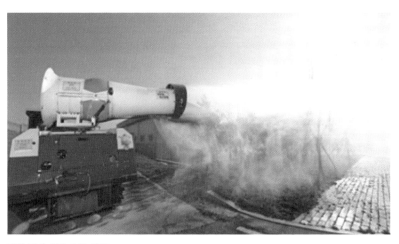

광역 방제 차량 소독 장면

심지어 최근에는 드론으로 소독약을 살포하는 방식이 인기다. 최첨단 장비를 동원하면 더 나은 효과가 있을 거라는 생각은 할 수 있지만, 이는 효과적이지 않은 방법이다. 넓은 면적을 고작 20리터 정도의 소독약을 무작위로 살포해 바이러스를 잡는다는 것은 말이 안 된다. 환경오염이나 독성물질의 방류에 대해서도 아랑곳하지 않는다. 결국 자연에 미친 이 모든 영향이 다시 인간에게 어떤 형태로든 돌아올 텐데, 과연 다른 대안은 없는 걸까? 과도한 방역은 의미 없는 대응을 계속 만들어내고 있다.

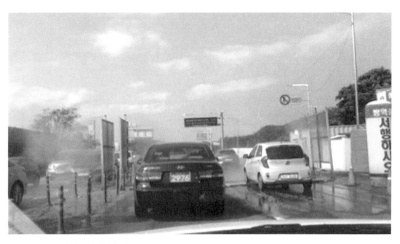

도로 위 소독약 살포기 운영 장면

소독에 대한 논란은 과학과 행정의 경계를 넘나드는 역사를 갖고 있다. 2010년 이전에는 도로 위의 모든 차량이 바이러스 전파 매개체가 될 수 있다면서 발생 농장 인근을 지나는 모든 차량에 소독약을 살포했다. 심지어 고속도로 톨게이트에서 나오면 방역 소독조

를 거쳐야 했고 그로 인해 차가 막히든 도로가 얼어붙든 상관하지
않았다.

　이런 조치들 때문에 부작용이 생기자, 정부는 얼지 않는 소독제
를 개발하라는 연구사업을 발주했다. 또한 값싸고 액체가 아닌 생석
회가 마치 소독약인 듯 널리 사용되고 있다. 이런 일들은 기획 당시
에 일부 전문가들과 회의를 거쳐 진행되지만, 결국 결정을 내리는 행
정적인 측면의 관심이나 염려가 반영될 수밖에 없다.
　'과도한 방역이 모자란 방역보다 낫다.'라는 현 정부의 방역 지침
은 결국 감염될 농장을 없애 공무원들 편하자는 단계에 도달한 듯
보인다.
　이런 상황에 대해 농장과 생산자들은 왜 생존권 주장을 하지 못
할까? 어쩌면 국가 주도형 성장 구조를 가져온 한국 농업의 업보일
지도 모른다.
　어떤 이들은 공장식 축산이 모든 문제의 핵심이고 동물복지는 궁
극의 해결책이라는 논리를 제시한다. 좁은 면적에서 키워진 불쌍한
닭들이 면역력이 떨어지고 질병에 쉽게 감염된다는 생각에는 과학
적 오류가 있다.
　우선 좁은 사육 면적과 면역력은 인과 관계가 없다. 케이지나 바
닥에서 키워지는 닭들은 A4 용지 한 장만큼의 생활 공간이 넓은지,
좁은지 모르겠지만, 건강의 측면에서 결코 나쁘지만은 않다. 오히려
동물복지 케이지나 바닥 사육 시스템을 도입한 독일과 네덜란드에
서는 기생충, 골절 등 더 많은 질병과 부작용으로 동물복지 시스템

에 대한 회의론과 무용론이 오랫동안 지속됐다. 또한 동물복지 사육 환경과 좋은 사료라도 전염성 질병의 위험은 여전히 피할 수 없다.

우리가 흔히 말하는 면역, 스트레스, 비타민이라는 단어에 공통점이 있다면, 아마도 세 가지 모두 측정할 수 있는 지표가 없다는 점일 것이다. '면역력이 떨어져 병에 걸렸다.'는 말은 계량화하기 어렵다. 스트레스에 대한 지표가 아직까지 표준화돼 있지 않고 면역력에 대한 정량적인 근거도 없다. 간혹 몇몇 질병이나 감염병에 대해서는 '항체가' 이외에 높다, 낮다를 증명해줄 방법이 없다는 이야기다.

면역은 일반 면역과 특수 면역으로 나눌 수 있는데, 일반 면역은 측정하기 어렵다. 따라서 좁은 곳에 살아서 면역력이 떨어지고 스트레스가 없어서 면력이 올라갔다는 말은 아직까지는 주관적인 해석에 불과하다. 특정 전염병에 대한 면역은 오직 백신이나 사전 감염으로만 생길 수 있다. 따라서 조류인플루엔자에 대한 면역은 백신이 없다면 아무리 건강한 어떤 닭이라도 막아낼 수 없는 것이다.

백신에 대한 오해들

| 백신 정책은 무엇인가?

현재 한국에는 긴급 백신을 만들 수 있는 항원 뱅크가 만들어져 있다. 항원 뱅크란, 백신을 만들기 전에 바이러스만 증식해 보관한 상태를 말한다. 여기에 적당량의 보조제를 넣어 병에 포장하면 몇 시간 안에 백신을 생산할 수 있다. 항원 뱅크용 고병원성 인플루엔자 바이러스는 어떤 바이러스가 유행할지, 피해가 큰지를 선택해 국내에 큰 가금단지를 2회 접종할 만한 규모의 백신을 비축한다. 닭에

게 주사하는 백신은 '사독오일백신'이라는 형태로 사람에게 주사하는 투명한 형태가 아니라 우윳빛의 진득한 액체다.

여기서 '사독'의 의미는 균이 완전히 죽어 변화되거나 문제가 되지 않는 형태를 말한다. 한편 '오일백신'은 반드시 주사로 근육에 접종해야 하는데, 닭을 한 마리 한 마리 잡아서 백신을 주사하는 일은 일반 가금 농가에서 항상 해오던 일이다. 백신 바이러스 균주에 대해서는 2년에 한 번씩 업데이트하며 만약 2년 이내에 사용하지 못하고 유효 기간이 지나면 폐기한다.

생산을 마친 백신은 마리당 50원 수준이므로 긴급방역비용이라고 하기엔 전혀 부담이 없다. 이런 준비가 되지 않은 나라에서는 FAO에서 제조를 지원하기도 하지만, 한국은 원조를 받을 만한 수준은 아니다. 우리나라는 이미 2007년부터 저병원성 인플루엔자 생산 시설이 있으며 백신에 대한 제조 기술도 충분하다. 이와 같이 미국과 한국을 비롯한 몇몇 국가에서 인플루엔자에 대한 플랜B로서 백신 정책이 도입된 것이다. 우리나라도 2016년 대규모 조류인플루엔자 발병 이후 가금수의사회 등에서 백신 정책을 주장해 항원 뱅크를 수립하는 단계에 이르렀다. 이렇게 준비된 백신을 언제, 어떻게 사용할지 결정하는 것이 백신 정책이다.

│ 백신 활용에 따라 다양한 정책이 구현된다

매년 조류인플루엔자 바이러스가 야생 조류에서 항상 검출되는봉강천, 풍세천 인근 천안 지역은 여름부터 모든 농장에 백신을 보급할 수도 있다. 매년 야생 철새가 찾아오는 곳은 서해안벨트로 불리는 지역이다. 어차피 위험해질 거라면 백신을 이용해 처음부터 발생 속도를 늦추거나 살처분을 줄일 수 있기 때문이다. 이런 방식을 '예방 백신'이라 부른다.

한편, 한두 농장에 인플루엔자가 발생한 상황에서 발생 농장을 중심으로 에워싸듯이 링 백신 형태로 사용하는 방법도 있는데, 이런 방식을 '긴급 백신'이라 부른다. 현재 우리나라에는 백신 정책이 긴급 백신 개념으로 수립돼 있다. 살처분 정책을 지속하다 방어하기 어렵거나 바이러스의 전파가 너무 빠르다고 판단되면 긴급 백신을 하도록 결정한다.

현재 규정상 발생 농장을 중심으로 10㎞ 밖에서 3㎞ 안쪽에 위치한 농장에 긴급 백신을 접종하고 3㎞ 안쪽 지역은 예방적 살처분

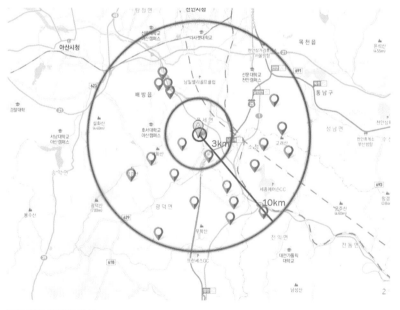

긴급 백신 정책의 예시

을 실시한다. 하지만 이런 긴급 백신 방식은 긴급할 때 빠른 속도로 수행하기 어렵다. 앞서 언급했듯이 요즘처럼 교통과 도로가 발달한 체계에서는 3㎞, 10㎞ 단위로 바이러스가 전파되기보다는 수십 ㎞ 까지도 사람이나 차량을 통해 전파될 수 있다. 발생 농장을 둘러싼 이런 링 백신 형태의 방어막은 바이러스의 증폭을 막을 수는 있겠지만 긴급하고 정확하게 수행돼야 한다는 부담이 크고 각 개체마다 면역이 만들어지는 시간이 2~3주 걸린다는 것을 고려하면 면역이 만들어지기도 전에 바이러스에 감염될 확률이 높다. 따라서 백신은 긴급 백신보다는 예방 백신이 효과적이다.

백신의 장점 중 하나는 희귀종이나 멸종위기 동물을 살릴 수 있다는 점이다. 유전 가치가 있는 귀한 가금류(예: 오골계, 관상용 희귀종)는 백신 우선순위에 있다. 이런 개체들은 당연히 백신 후 개체들의 보호가 목적이고 비록 백신 후 감염됐다고 하더라도 동물이 살아 있고 바이러스가 이미 소멸됐다면 살처분하지 않을 수 있다. 바이러스의 박멸이 목적이지 생명을 희생할 필요는 없기 때문이다.

| 백신을 해도 최소한의 살처분은 필요하다

살처분과 백신은 함께 사용해야 더 큰 효과를 낼 수 있다. 즉, 바이러스를 빠르게 제거하는 살처분의 장점과 바이러스 확산을 늦추는 백신의 장점을 살려 함께 사용하는 것이다. 현재 산업화된 양계장은 먹는 닭(육계, 토종닭, 오리)과 알 낳는 닭 농장으로(종계, 산란계, 종오리) 나뉘어 있다. 사육하는 방식이 다르다 보니 대부분 한 농장에는 한 가지 형태의 닭들만 사육하고 사육 방식과 닭의 품종도 완전히 다르다.

닭의 종류에 따라 백신을 할 수도, 하지 않을 수도 있다. 오랫동안 키우며 상대적으로 비싼 닭인 산란계와 종계에 백신의 우선순위가 있다. 우리가 먹는 치킨은 현재 30일 안팎으로 사육하기 때문에 백신을 하더라도 면역이 생기는 시간이 오래 걸리고 경제성이 맞지 않기 때문이다. 따라서 오리나 육계는 백신을 하지 않고 바이러스에 감염되면 살처분으로 빠르게 제거하는 게 바람직하다. 육용오리 역시 사육 기간이 짧고 현재 국내에서는 겨울에 '휴지기 제도'라는 방식으로 사육을 통제하고 있다. 오리는 고병원성 인플루엔자에 대해 감수성이 낮아 현재의 백신으로는 방어가 충분하지 않고 주사를 하는 경우가 없어 백신을 접종하기 어렵다. 오리에 적합한 백신은 전 세계에서 다양하게 연구돼야 하지만, 오리를 사육하는 나라들이 한정된 관계로 향후 연구 개발이 더 필요하다.

백신을 하더라도 바이러스에 감염될 수 있고 증상이 나타날 수 있다. 감염이 확인되면 살처분을 실시하지만, 주변 농가는 집중적 예찰을 통해 바이러스가 번져나갔는지 확인해 발생한 곳만 살처분 한다. 백신으로 면역이 생긴 닭은 감염되더라도 바이러스를 배출하는 양이 극적으로 줄고 아주 일부만 전파되기 때문에 주변을 몇 ㎞씩 예방적 살처분하지 않아도 된다. 이러한 백신의 장점을 이용하면 무분별한 살처분을 줄이고 한 단계 더 진보한 방역 시스템을 만들 수 있다.

| 백신으로 정교한 방역이 가능하다

살처분과 백신 정책 두 가지 방법 모두 빠르게 번져나가는 바이러스를 통제하기 위한 수단이다. 걷다가 발바닥에 상처가 났다고 가정해 보자. 항생제가 없었던 시절에는 다리가 붓고 고름이 나오기 시작하면 다리를 잘라내는 게 최선의 방법이었다. 생명을 살리려면 발바닥에만 고름이 생겼더라도 딱딱해진 부분보다 훨씬 위쪽인 무릎까지 잘라내야 균이 온몸으로 퍼지는 것을 막을 수 있었다. 무릎까지 희생했건만 열이 내리지 않고 잘랐던 부위 근처가 다시 부어오르면 허벅지까지라도 희생해야 한다. 그래서 살처분을 '비싼 정책'이라 부른다.

* 살처분 정책과 백신 정책의 장단점

구분	살처분 정책	백신 정책
장점	신속한 확산 방지	살처분 정책의 효과적인 보조 수단
	피해 최소화 가능	바이러스 배출량 감소로 인체 감염 예방
	청정국 지위 유지 수월	저비용(200원/마리)
	바이러스 종에 무관	생산 유지 가능
단점	고비용(1만 원/마리)	수출 시 무역 장벽
	산업 유지 불가	야외주(외부 바이러스)와 구별하기 어려움
	윤리적·종교적 문제 발생	사독 백신 단점(개체별 접종, 항체 생성 기간)
	환경적 문제(침출수) 발생	잠재적 감염과 바이러스 배출
공통	·계획과 상황에 따른 전략 필요 ·훈련과 교육 필요	

백신 정책은 항생제 주사와 유사하다. 발바닥에 세균이 침입했을

때, 항생제 주사는 비록 세균을 완전히 죽이지 못하더라도 감염 속도를 줄일 수 있다. 발바닥 주변의 고름과 죽은 세포들만 메스로 제거하면 다시 걸을 수 있다. 즉, 피해를 최소화하고 빠른 속도로 산업을 회복시킬 수 있다. 2019, 2020년 검역검사본부에서 발표한 논문**에 따르면, 이미 한국에 만들어둔 고병원성 인플루엔자 백신(백신을 소분해서 포장하기 전 상태로 얼려둔 것)으로 만든 백신의 효과를 평가했는데, 현재 준비된 백신과 유행하는 인플루엔자 바이러스 타입이 일치할 경우 닭들을 100% 살릴 수 있다. 약간 다른 형태의 인플루엔자 바이러스가 발생한다고 할지라도 60~80% 수준은 방어할 수 있다. 물론 아주 동떨어진 혈청형은 방어하지 못하겠지만, 적절한 예방접종은 임상 증상을 줄이고 감염된 조류에서 바이러스 배출을 현저하게 줄이며 감염에 대한 저항력을 증가시킨다. 백신은 이미 오랫동안 현장에서 검증된 안전하고 효과적인 방법이다.

우리나라 최대의 가금 산업 단지가 있는 포천과 음성에 백신을 투입했을 때 어떤 상황이 될지 시뮬레이션해본 결과, 예방적 백신을 하면 85% 경제적인 이점이 있다고 평가됐다(2020 축산경제연구원 연구 자료).

** Protection of layers and breeders against homologous or heterologous HPAIv by vaccines from Korean national antigen bank (y.m.Kang et al, 2020)

Protective efficacy of vaccines of the Korea national antigen bank against the homologous H5Nx clade 2.3.2.1 and clade 2.3.4.4 highly pathogenic avian influenza viruses(y.m.Kang et al, 2019)

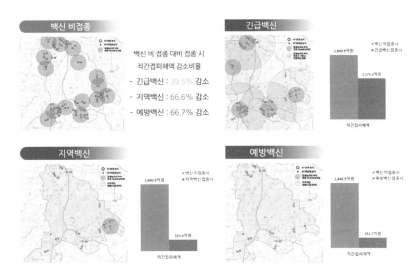

HPAI 백신 도입 시 경제적 효과 분석 결과(충남 천안)

이 방식은 방역에 참여하는 사람들의 피로도와 수고를 많이 줄여줄 것이다. 불과 몇 개 농장만 감시하고 백신을 접종한 농장에서 지속적인 예찰(모니터링)을 실시하면 된다. 혹시 백신이 너무 완벽해 바이러스가 침입했는데 아무런 증상도 없고 신고를 하지 못할 수도 있으므로 감시계sentinel bird라는 방법을 사용하기도 한다. 감시계는 1% 정도의 닭을 일부러 백신을 접종하지 않고 별도로 사육하면서 혹시 바이러스가 침입할 때 먼저 증상을 보여줘 첨병 같은 역할을 하도록 하는 닭이다. 감시계와 백신을 접종한 닭에서 주기적으로 조직 샘플과 혈액 샘플을 검사하면 바이러스의 특성과 이동한 흔적을 찾을 수 있다. 감시계나 백신을 접종한 닭에서 이상 징후가 보이면 신고해서 검사하고 바이러스가 발견되면 기존의 방식대로 살처분을 실시해 빨리 바이러스를 제거하면 된다. 이럴 경우 예방적 살처분의 범위를 많이 줄일 수 있어(83% 수준) 정교한 방역이 가능하다.

┃ 백신 정책은 명확한 목표가 필요하다

한국은 중국의 인접 국가로, 매년 새로운 바이러스가 유입된다. 그러므로 사후 대책이 아닌 예방 대책이 필요하다. 중국은 세계 산란계의 절반인 12억 마리의 닭과 전 세계 오리의 2/3에 해당하는 40억 마리를 사육하는 최대의 가금 사육 국가이다. 그러나 불행하게도 고병원성 조류인플루엔자 바이러스 상재 국가이다. 더욱이 열악한 농촌 환경에서 사람과 닭이 함께 공존하거나 축산 시장에서 닭과 오리가 함께 거래되는 경우가 많아 바이러스가 끊임없이 변이되고 사람에게도 전파된다.

따라서 사람에의 감염을 줄이기 위해 고병원성 조류인플루엔자 백신을 사용하고 있으며 전 세계 조류인플루엔자 백신의 90%를 사용하고 있다. 또한 야외에서 사육되는 오리와 야생 조류에서 변이된 바이러스들이 매년 발생하고 있다. 우리나라는 중국과 같은 철새 이동 경로에 있으며 수년간 같은 패턴의 피해를 반복했다. 향후 10년간 서해안을 중심으로 매년 반복될 것이다.

우리나라는 해마다 HPAI가 철새를 통해 유입되지만 바이러스를 완전히 없애는 박멸이 목표이기 때문에 박멸을 위한 우선순위에 맞춰 백신을 한다. 유전적으로 보존 가치가 있는 희귀조류와 동물원의 품종들도 백신을 접종한다. 이런 가금류는 보존이 목적이므로 가능한 한 유지하는 것이 중요하다. 다만 이런 닭이나 조류에 백신한 후 증상이 나타나면 수의사들이 부검과 진단을 내려 감염이 됐다면 살처분할 수 있도록 하면 된다. 백신을 맞은 개체들은 질병 방어도 잘

하지만, 바이러스를 전파하는 양이 현저히 적기 때문에 이런 처방이 가능하다.

오리는 닭보다 조류인플루엔자 바이러스에 대해 민감도가 낮다. 현재 한국과 대부분 국가에 사육되는 오리는 청둥오리에서 비롯됐다. 따라서 바이러스가 감염되더라도 아무런 증상이 없이 태연히 지내지만 바이러스는 많이 배출한다. 기침은 하지 않더라도 호흡기와 항문으로 계속 바이러스를 방출하는 것이다.

따라서 사육 기간이 짧은 육용오리는 현재와 마찬가지로 사육 휴지기를 가지거나 살처분으로 유지하는 게 바람직하다. 육용오리를 낳는 종오리는 오랜 기간 사육해야 하므로 백신 사용이 바람직하지만, 현재까지 오리에서 탁월한 효과를 나타낸 백신은 없었다. 백신을 주사하는 행위가 오리에게 큰 스트레스를 준다고 하지만, 효과가 높은 백신을 두세 차례 접종해 감염과 주변 전파를 줄일 수 있으므로 종오리에 대해 더 나은 백신을 개발하고 평가하는 일은 지속해야 한다.

| 긴급 백신보다는 예방 백신이 효과적이다

백신은 질병이 나타나기 전에 하는 게 효과적이다. 보통 백신 후 3~4주가 지나야 몸에서 바이러스를 완전히 막을 만한 수준의 면역이 생기기 때문에 바이러스가 빠르게 전파되는 긴박한 상황이라면, 면역이 생기기를 기다리는 도중에 질병에 감염될 수도 있다. 백신의 목적 자체가 질병의 전파를 막고 그 질병에 대한 훈련을 하는 것이므로 바이러스의 정체가 파악되면 그 바이러스에 가장 가까운 백신을 만들어 주사하는 게 효과적이다. 국내 산란계와 종계들을 전부 백신으로 접종한다고 할 때 상당한 시간이 걸리기 때문에 여름부터 백신을 준비해 성장하는 닭들(중추 또는 육성계라고 부른다)에 대해 백신을 접종하면, 다 자란 닭이 됐을 때 바이러스에 대한 면역이 생긴다. 따라서 백신 정책은 최후의 수단이 아니라 최선의 선택이 되어야 한다. 인플루엔자 바이러스는 종류가 다양한데 어떤 백신을 준비해야 하는지 혹은 올 겨울에 유행할 바이러스를 어떻게 미리 알 수 있을까?

현재 사람의 독감 바이러스에 대한 준비 과정과 동일하게, 겨울에 유행할 수 있는 바이러스를 두세 가지로 예측해 백신에 혼합한다. 우리가 독감 백신을 부를 때 3가, 4가라고 부르는 것은 바이러스 3개가 혼합됐는지, 4개가 혼합됐는지를 의미한다. 이런 산탄식 면역 처방은(유행이 의심되는 균주를 한 백신에 모두 섞어 주입하는) 방어 확률을 높여 어떤 바이러스가 유행하더라도 방어할 수 있게 해준다. 이보다 나은 것은 '유니버설 백신'이라는 방법인데, 한 가지 백신이 여러 가지 인플루엔자 바이러스에 대한 공통 성격을 갖고 있어 어떤 인플루엔자 바이러스가 침입해도 방어할 수 있다. 하지만 계절 독감이나 조류인플루엔자에 대한 백신은 아직 연구 중이며 확실한 효능을 지닌 백신이 개발됐다는 보고는 없다.

| 우리는 이미 조류인플루엔자 백신에 대해 성공한 경험이 있다

2007년 이전에는 농장에서 저병원성 인플루엔자와 뉴캐슬병 Newcastle disiease라는 고병원성 인플루엔자와 매우 유사한 질병이 전국적으로 유행했다. 이때 저병원성 인플루엔자 백신을 사용했던 양계장에는 이런 증상이나 산란율이 크게 줄지 않았지만, 백신을 하지 않았던 농장에서는 질병이 주기적으로 발생했다. 전국적으로 백신을 하기 시작한 지 2년 정도 이후 2009년부터 저병원성 인플루엔자는 산란계와 종계에서 줄어들었다. 양계장의 1/3 이상이 백신을 접종했고 전국적으로 바이러스 확산이 줄어들며 육계와 오리에서도 질병의 발생이 획기적으로 감소해 결국 2009년 이후에는 뉴캐슬병은 한국에서 더 이상 보기 어려운 질병이 됐다. 이 질병은 이후 동남아에서 크게 유행 했는데, 한국이 아시아에서 거의 유일하게 뉴캐슬병을 근절한 국가가 됐다.

이렇게 저병원성 인플루엔자는 백신으로 충분히 방어 되고 뉴캐슬병까지도 동시에 박멸한 것은 중동의 몇몇 국가에서도 이미 성공 사례가 있다.

지금 우리가 백신 정책에 쉽게 다가가지 못하는 이유는 기존의 살처분 방식과 과도한 방역에 익숙해져 있기 때문이다. 또한 정부의 행정구조상 다른 나라의 뚜렷한 사례가 있기 전에 한국에서 그런 실험적 모험을 감내할 사람이 없기 때문인지도 모른다. 21세기에 맞는 도구가 이미 우리 손 안에 있는데, 계속 18세기 방식만 고집해서야 되겠는가? 새로운 시도는 항상 어렵지만 그럴 만한 가치가 있다. 아직 조류인플루엔자에 관해 다른 나라는 발병이나 유입의 빈도가 아시아 국가만큼 빈번하지 않기 때문에 한국이나 일본에서 이런 백신과 살처분을 병행한 방식이 효과를 거두게 된다면, 아마 다른 선진 농업국에서도 큰 본보기로 삼을 것이라 생각한다.

한국의 오리 휴지기 제도 역시 실효성이 있으며 현재로서는 좋은 방법이다. 여기에 백신 정책 시범 사업을 병행한다면, 머지않아 축산 방역에 패러다임이 백신을 중심으로 한 방어 전략으로 진보할 것으로 기대한다.

더구나 국내 백신개발회사의 유전자 재조합recombinant vector vaccine기술을 사용한 HPAI 백신이 이미 실험을 거쳐 효과가 충분한 것으로 검증되었다. 이런 재조합 백신을 사용하면 기존 사독오일 백신의 단점을 극복하여 백신바이러스와 야외바이러스를 구분할 수도 있고, 백신을 분무형태로 뿌릴 수도 있다. 안전성 뿐만 아니라 제조비용도 저렴한 이런 유전자 재조합 백신 기술을 도입하면, 육계든 토종닭이든 오리든 부담없이 백신을 적용할 수 있어 아주 효과적인 방역이 가능하다. 21세기의 방역정책은 이런 기술의 적극적인 도입이 필요하다.

백신 정책과 관련된 궁금증들

| Q. 인플루엔자는 바이러스 종류가 다양하다고 하는데, 백신이 가능한가요?

맞는 말이다. 인플루엔자는 다양한 분류를 갖고 있다. 유전자 유형에 따라 A, B, C 형태로 나뉘고 바이러스 표면에 튀어나온 중요 단백질인 H(헤마글루티닌), N(뉴라미니데이즈)에 따라 H가 16종, N이 9종으로 표면 단백질형으로만 144가지 종류가 있다. 하지만 이 중 한국에 조류인플루엔자로 유행한 균주는 H5 형태였다. 중국이나 다른 나라 가금류에서 문제를 일으킨 H7N9, H5N2 등의 바이러스는 한

국에 유입된 적이 없다.

한국에선 H5N1, H5N8, H5N6의 형태가 유행했는데, 이 종류 중에서도 유전적 방어형으로 세분화되지만, H5형만 유사하더라도 백신을 접종하면 60~80% 정도의 방어역가를 만들 수 있다. 백신이 앞으로 유행하는 바이러스를 완전히 예측할 수 없더라도 대략적인 유행만 예측할 수 있다면, 몇 가지 종류의 바이러스를 혼합한 형태의 백신을 만들어 대응하면 된다.

| Q. 백신 때문에 바이러스에 변이가 생기면 어떡하죠?

인플루엔자 바이러스도 코로나 바이러스만큼 변이가 잘 일어난다. 하지만 바이러스가 스스로 진화하기보다는 다른 종류의 인플루엔자가 한 몸에 섞여 바이러스끼리 유전자 정보 교환을 하면서 변이가 일어나기 쉬워진다. 이런 일이 생기기 쉬운 조건은 다른 종의 동물들이 혼재된 환경이다. 즉, 오리와 닭이 함께 사육되거나 돼지와 닭이 함께 키워지는 축산 환경이나 자연에서 일어날 확률이 크다.

일단 한국의 산업화된 농장에서는 이런 일이 일어날 확률이 낮기 때문에 자연적인 변이를 만들기 어렵다. 동남아나 중국에서는 연못이나 강의 주변에서 자연 방목을 하는 조류들이나 물새들이 날아오는 철새와 바이러스를 공유할 수 있는데, 이런 경우에는 바이러스 변이를 일으킬 확률이 높다. 동남아 전통시장에서는 닭과 오리가 한바구니에 담겨 거래되거나 사육된다. 이런 경우도 바이러스가 지속적으로 유행하며 변이될 확률이 높다. 즉, 한국보다는 다른 나라에서 변이된 바이러스가 유입될 확률이 높다는 뜻이다.

백신으로 인해 바이러스가 변이됐다는 보고는 아직까지 없다. 상용화된 농장에서 사용하는 백신은 일단 바이러스를 잘게 조각내 유전자가 다시 활성화될 수 없는 파편들을 사용하기 때문에 백신 때문에 다시 병을 일으킬 확률은 없다.

한국은 바이러스가 매년 해외에서 철새에 의해 새로 유입되는 나라이므로 우선 바이러스가 증식돼 퍼지지 않도록 상업적 농장의 방역이 우선이며 이후 변이나 다른 사항에 대해 예찰과 연구를 지속하는 것이 최선일 것이다.

❙ Q. 백신 바이러스 때문에 사람이 감염되는 경우가 있나요?

닭을 직접 접하는 환경이 아닌 고기와 알을 소비하는 사람에게 조류인플루엔자가 감염될 확률은 없다. 사육 환경과 위생 조건이 나쁜 저개발국가에서 바이러스가 다량 증식된 환경에 사람이 노출됐을 때 인체에 감염된 사례가 있을 뿐이다.

백신 사용으로 인한 인체 감염 사례는 현재까지 보고된 바 없으며 오히려 상재 국가에서는 사람 감염의 확률을 낮추기 위해 백신 사용을 권장한다. 중국의 경우 백신을 사용하지 않았더라면 매년 수백 명이 감염돼 사망했을 것이다. 베트남과 이집트에서도 사람 감염을 줄이기 위해 백신 접종이 도입됐고 역시 사람 감염이 줄어든 이후 백신 접종을 중단했다.

❙ Q. 백신을 하면 수출이나 무역에 영향을 주지 않나요?

우선 우리나라는 축산물 수출이 미미하다. 한국의 가금산물 수출은 200억 원 규모이며 그중 삼계탕과 노계(경제 수명을 다한 산란계)를 베트남으로 수출하는 것이 전부이다. 삼계탕은 가공된 식품이므로 바이러스 때문에 수출에 영향을 받지 않고 산란노계는 베트남과의 거래 조건에 영향을 줄 수 있다. 하지만 무역 조건은 국가 간의 합의일 뿐 수입 국가가 원한다면 얼마든지 수출은 가능하다.

백신을 사용하더라도 바이러스가 모두 사라진 상황에서는 '백신 사용 청정국'이라는 지위를 얻을 수 있고 수출의 장벽으로 작용하지 않는다.

| Q. 백신 때문에 바이러스가 상재화****되지 않을까요?

백신 정책 때문에 바이러스가 상재화된 국가는 없다. 중국, 베트남 인도네시아 처럼 백신을 사용하는 국가는 이미 인플루엔자가 상재된 국가였고 사람이 감염돼 죽었기 때문에 인체 감염을 줄이기 위해 백신이 도입됐다. 이 사실은 세계농업기구의 보고서에 명시돼 있다.

백신은 마법의 해결책이 아니다. 백신의 사용 목적은 질병 퇴치가 아니라 질병을 예방하는 데 도움을 주는 것이다. 백신 접종은 철저하게 계획돼 목적에 맞게 사용하면 큰 효과를 거둘 수 있다. 이 계획에는 농가와 소비자 교육, 철저한 기록, 계군 관리 신고 및 보상 체계의 변화, 백신 후 모니터링과 관리 등이 포함돼야 한다.

또한 희귀종 보존을 위한 환경을 조성해야 한다. 바이러스를 피하

**** 바이러스가 완전히 사라지지 않아 지속적 발생 가능성이 있다는 뜻

기 위해 언제까지 동물을 죽일 것인가? 동물원과 종 보존용 조류는 살처분 대상이 아니다. 매몰지와 환경오염을 최소화하고 축산업 유지를 위해서는 예방 백신을 도입해야 한다.

| Q. 다른 나라는(축산 선진국) 왜 백신 정책을 펴지 않나요?

유럽, 미국은 가금류 수출국 그리고 발생 빈도가 한국만큼 많지 않다.

하지만 이미 많은 나라에서 백신 정책을 이용해 바이러스 제거에 성공했다. 살처분 정책은 바이러스를 빠르고 쉽게 제거하는 정책이다. 살처분이 최선이 아닐 경우 반드시 대안이 있어야 한다. 백신 정책은 목표에 따라 살처분과 병행해 다양한 정책(축종우선순위, 예방 백신, 긴급 백신, 백신 후 도태 등)을 구현할 수 있으며 다양한 국가(러시아, 몽고 프랑스, 네덜란드, 멕시코, 홍콩, 미국)에서 성공한 사례가 있다.

| Q. 백신 접종한 닭고기는 먹어도 안전한가요?

조류인플루엔자에 걸린 닭이라면 도계장으로 이송되기 전에 폐사하기 때문에 소비자가 섭취할 확률은 없다. 달걀에서 바이러스가 검출돼 감염을 일으킨 보고도 없다.

우리가 먹는 닭고기와 달걀은 이미 사육 중에 다양한 백신을 접종해 사육한 축산물이다. 닭 사육 중 생기는 다양한 전염병을 예방하기 위해 산란계는 10회 이상, 육계도 3~4번은 백신을 투약한다.

닭과 오리만큼 백신이 많이 개발되고 다양한 백신을 사용하는 동물도 드물 것이다. 뿌리는 백신, 먹이는 백신, 근육과 피부에 주사하는 백신은 기본이고 날개에 구멍을 내 접종하는 백신, 달걀에 직접 주사하는 백신도 있다. 사람의 예방접종처럼 백신은 면역만 일으키고 흔적은 금세 사라지기 때문에 축산물은 안전하다.

근거 없는 공포에서 벗어나자

아마 이번 겨울도, 내년도 어김없이 이 사건은 반복되고 또 많은 생명이 사람들의 공포 때문에 생매장될 것이다. 무작정 바이러스가 한국에 오는 게 두려워 강이며 산이며 소독약을 남발하기보다 과연 이 바이러스는 우리에게 얼마나 중요하고 영향을 미칠 수 있는지 코로나 상황과 비교해볼 필요가 있다.

우리는 무엇을 지키려고 하는 걸까? 농장? 민간인? 천연기념물? 주객이 전도된 방역의 관점을 바꿀 필요가 있다.

만일 방역이 농장을 위해서라면 농장의 방역 활동에 더 집중하는 게 바람직하다. 철새와 주변 환경에 대한 조치보다는 농장에 집중된 방역이 필요하다. 더 이상 의미 없이 소독약을 남발하는 행위들은 사라졌으면 한다. 국내의 산업화된 가금 농가는 4,000여 개 정도로, 충분히 계몽하고 예찰할 수 있는 수준이다. 농장과 정부와 협력할 수 있는 상생 구조의 전문가 시스템을 만들어야 한다. 예방은 평상시의 일이며 문제가 생겼을 때 닥쳐서 하기보다는 지속적, 주기적으로 해야 한다.

시민의 안전을 위해서라면 바이러스를 더 추적하고 정보를 공개하고 아이디어를 모으는 게 더 현명하다. 백신을 하든, 살처분을 하든 공중 보건상 바이러스가 증가하는 현상을 막는 것이 우선이며 위험한 기간이 끝난 후에도 전문가들은 지속적인 바이러스의 변이와 향후 전망을 예상해야 한다. 돼지에서도 바이러스를 예찰해야 한다. 이런 원헬스 개념을 가진 수의사들을 통해 예찰해야 다음을 대비할 수 있다. 단지 현재의 코로나와 겨울철 인플루엔자 발병에만 매몰되면 안 된다.

과학적 연구가 효과를 내려면 반드시 정부 정책과 맞물려야 한다. 민·관·학이 함께 방향을 맞춰야 한다. 과도한 방역보다는 과학적인 방역과 장기적인 안목이 필요하다.

살처분 일변도에서 벗어나 새로운 패러다임으로 한층 성숙한 방역을 기획해야 한다. 전 세계가 18세기 살처분 방법에만 의존하는 방역 프레임에서 이제는 벗어나길 바란다. 21세기의 도구를 지속적으로 연구, 개발하고 사용하고 정책을 유연하고 다양하게 구사하길 바란다. 새로운 백신 개발, 시범 사업, 예방 백신이 첫걸음이다.

방역을 한차원 높이기 위해서는 백신에 대한 장기적인 투자가 필요하다. 나는 우리가 조만간 세계의 축산 방역도 선도하게 될 것이라 기대한다. 이미 우리에겐 그럴 만한 능력이 있다.

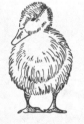

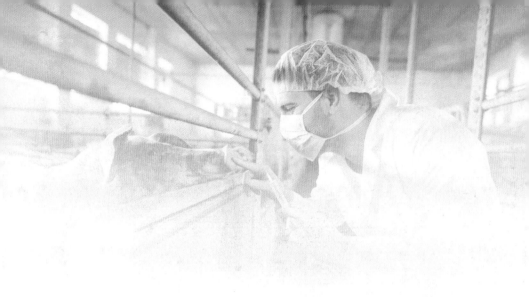

2020년 코로나를 겪으며

극도로 예민해진 바이러스에 대한 공포와 피로감은 조류인플루엔
자라는 질병에 강력한 대응을 요구했고, 지금도 발병 농가 3㎞ 이
내의 농장에서는 멀쩡한 닭과 오리들이 죽어나가고 있다.

하지만 이렇게 덮어놓고 죽이는 것은 우리 인간의 아주 오랜 이기
적인 관습이다. 이제는 이 관습에 의문과 반론을 제기해야 한다.
그만큼 과학이 발전되었기 때문이다. 지구는 우리 인간만을 위해
존재하는 별이 아니다. 그리고 높은 수준의 과학 발전은 인간만
을 위해 쓰려고 준 재능이 아닐 것이다. 어쩌면 이런 바이러스의
위협에 동물들을 구하고 세상을 조화롭게 만들라는 인간의 '사
명'일지도 모 른다. 우리는 아직까지 동물은 죽이고 인간은 살려
야만 하는 사고방식이 팽배한 사회를 살고 있다. 백신이 있음에도
불구하고 가축이라 불리는 동물에게는 쓰지 않는 인간, 코로나에
는 없는 백신을 개발해서라도 빨리 달라고 아우성치는 인간의 모
습을 보라. 딜레마가 느껴지지 않는가? 바이러스는 우리에게 분
명한 메시지를 보내고 있다.

6 남아 있는 과제

땅속은 괜찮은가? 10년 매몰지의 실체는?

한여름 뙤약볕이 아주 강하게 내리쬐던 2018년 어느 여름날이었다. 연일 폭염주의보나 경보가 울리는 날에 우리는 전북 익산으로 다시 향해야 했다. 8월 11일은 익산의 D 농장에서 10년 지난 살처분 매몰지의 사후 처리가 있는 날이었다.

낡고 오래된 농장은 이미 문을 닫은 지 오래였다. 날씨는 뜨거운데 풍경은 을씨년스러웠다. 농장 뒤편에 살처분 매립지가 있었는데, 이 농장은 2008년, 2016년 두 번에 걸쳐 살처분했다고 한다. 매립지는 농장의 끝에 위치하고 있었고 농장의 경계를 넘어서면 벼농사를 짓는 논이 펼쳐져 있다. 불행 중 다행일까? 매립지 옆의 논도 농장주의 것이라고 했다. 농장주의 말만으로 침출수의 피해를 단정할수는 없지만, 매립지 근처의 벼들은 다른 논에 비해 이삭이 잘 여물지 않고 대만 무성한 현상이 나타났다고 한다. 과학적 인과 관계는 밝힐 수 없지만 다른 논보다는 수확이 줄어들었다. 그래서 토양 오염이 걱정돼 농장주가 직접 이번 후처리 작업을 시작했다고 한다. 2008년에 매립한 닭이 약 만 마리 정도인데, 법정 관리 기간이 지나 매립지의 오염된 토양을 복원한 것이다. 비용은 농장주가 부담한다.

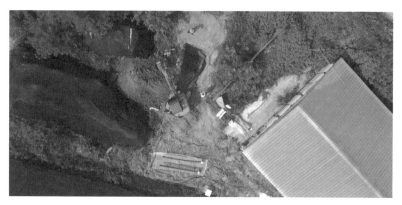

오염된 매몰지 복원 작업(전북 익산 D 농장)

작업구역에는 흰색 방호복을 입은 두 사람이 땀을 뻘뻘 흘리며 포크레인을 안내하고 작업 준비에 여념이 없었다. 한 사람은 이곳 농장주 천종귀 씨고, 다른 한 사람은 오늘 작업의 책임자, 안경중 토양생태학 박사다. 안 박사는 프랑스에서 토양에 대해 공부를 하고 한국에 돌아와 살처분 매립지 재처리를 주로 담당하고 있다.

2018년 8월은 정말 더웠다. 이날도 얼마나 더운지 가만히 있어도 머리가 어지러웠다. 그런 날씨에 비닐로 만든 방호복을 입으라고 했다. 이미 방호복을 입은 두 사람의 이마에서 땀이 주르륵 흘러내렸다. '땀이 비 오듯 흐른다.'라는 말이 무슨 말인지 알 것 같았다. 안 박사는 우리에게도 방호복과 방독면을 착용하라고 권유했다.

"그렇게 유독가스가 많이 나오나요?" 겉보기엔 평범한 땅인데 유독가스가 나온다는 것을 믿을 수 없었다. '10년이 지났으면 이제 다 썩어 퇴비가 되지 않았을까?' 하는 생각이 들었다.

"암모니아 가스가 나올 수 있습니다. 여기는 거대한 무덤이니까요. 그래서 안전을 위해 방독면까지 하셔야 합니다. 암모니아 가스는 생각보다 위험합니다."

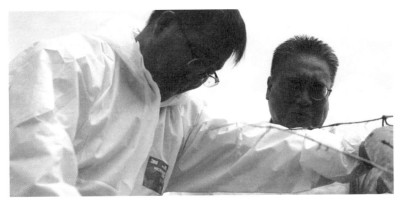

농장주 천종귀 씨와 안경중 박사(오른쪽)가 매립지를 보며 찡그리고 있다.

포크레인이 매몰지로 들어왔다. 중장비의 거대한 엔진소리를 들으니 실감이 났다. 오늘 우리는 무덤을 파는 작업을 하는 것이다. 뜨거운 태양의 열기와 엔진의 소리, 그리고 묘한 긴장감과 함께 촬영이 시작됐다.

포크레인으로 작업하니 구덩이가 금방 만들어졌다. 처음 사람 키 높이 정도의 구덩이가 만들어졌는 데도 아무것도 나오지 않았다. 그냥 황토만 계속 올라왔다. 포크레인 기사는 매립지의 크기 만큼의 구덩이를 만들며 흙을 착실히 파냈다.

사람의 키가 넘는 구덩이가 만들어지자 갑자기 주위 공기의 냄새가 달라졌다. 뭔가 참을 수 없는 냄새가 스멀스멀 올라오기 시작한

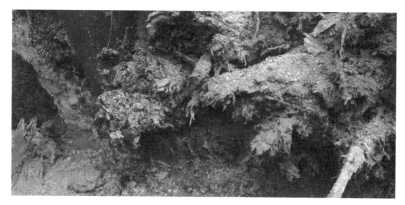
살처분 10년 만에 다시 파본 매몰지 모습

다. 바닷가에서 맡은 생선 썩은 냄새? 아니 그것보다는 좀 더 기름지고 역한 냄새였다. 구덩이가 깊어질수록 그 냄새는 점점 더 심해졌다.

하수구 냄새에 썩은 젓갈 냄새, 달걀 썩은 냄새 같은 것이 섞여 나기 시작했다. 그리고 황토색 토양은 점점 검은색을 띠기 시작했다. 약 3m 정도를 내려가니 검은 흙 사이에 닭의 사체들이 보이기 시작했다. 마대 자루들도 연이어 나왔다. 마대자루 속에는 놀랍게도 달걀 판과 썩지 않은 달걀껍질이 나왔다. 정말 충격적인 장면이었다.

"그래도 좀 썩어서…. 어우, 이거 안 떨어지네요."
"왜요? 드시게요(농담)?"
"먹어도 되겠는데요? 단백질도 그대로 있어요."

마대자루 속에 들어있던 사체 하나를 들어보고 나눈 두 사람의 대화다. 태연한 대화의 모습에 나도 몰래 웃음이 나왔다. 다만 죽은 닭의 사체를 가까이 마주하는 일은 아주 힘들었다. 냄새도 냄새지만

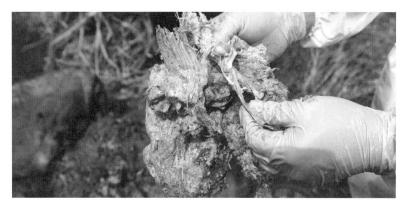
10년 전 살처분돼 땅속에 묻혀 있던 닭의 사체

온전한 형태를 유지하고 수분이나 지방만 빠져버린 미라 같은 형태
의 닭의 모습은 정말 기괴했다. 당분간 닭고기를 못 먹을 것 같았다.

"지금 이게 사체가 부숙(썩어서 분해되는 것)이 되면 뼈하고 근육
이 분리 돼야 하는데 지금 이 뼈의 물렁뼈나 접합부까지도 그
대로 지금 다 온전하게 살아 있는 상태네요. 그리고 모이주머
니에 먹은 사료가 아직 그대로 남아 있는 상태거든요. 내장 쪽
은 전혀 부숙이 진행이 안 됐고요. 그리고 이 부분도 뼈하고
붙어 있는 강도나 이런 걸 봤을 때 체내 수분만 빠지고 근육이
나 단백질, 지방, 뼈 이런 부분은 전혀 변형 없이 그대로 있는
상태가 유지되고 있습니다."

"뼈는 아직 단단해요."

"심지어 깃털도 그대로 살아 있는 상태고요."

안 박사는 우리에게 닭 사체의 뼈를 꺾어 보이면서 땅속의 사체가 아직 온전함을 설명해줬다. 땅속에 들어가면 토양의 미생물로 분해되고 나중에 흙과 같은 형태로 변할 줄 알았는데, 미라 형태로 남아 있는 닭의 모습에 충격을 받았다. 무엇보다 '10년이 지나도 저런 상태라면 살처분이라는 방식에 대해 다시 한번 생각해봐야 하지 않을까?'라는 생각이 들었다. 묻으면 끝이 아니었던 것이다. 그저 우리 눈에 안 보일 뿐이었다.

한꺼번에 저렇게 많은 동물을 묻었는데, 토양이 스스로 자정 작용을 쉽게 할 수 있을까? 그것은 그저 인간들의 무지와 욕심일 뿐이었다. 묻으면 안 보일 뿐 우리는 어쩌면 이런 현실을 애써 외면했을지도 모른다.

"심란합니다."

"열처리해야 하겠는데요? 간단하게 끝내려고 했더니…."

"미생물 처리로는 안 되겠어요."

"네. 열처리해야 할 것 같아요."

"열처리하고 미생물 처리해야 할 것 같아요."

매몰지 재처리 작업은 이렇게 다 파낸 다음에 오염된 흙에 톱밥처럼 생긴 미생물 발효물질과 함께 섞어 다시 넣어주면 토양이 쉽게 복원된다고 했다. 사체들은 모아 퇴비화시킬 예정이었다. 하지만 이곳 매몰지의 토양의 상태는 생각보다 심각했고 결국 열처리를 통해 한번 태운 후 미생물 처리를 해야 한다고 했다. 왜냐하면 흙에 생각보다 물기가 많았고 그 물기는 거의 닭의 지방이나 피였기 때문이었다.

"기준치가 0.1 이상을, WHO에서 0.1 이하를 권장하고 있는데 지금 0.12가 검출됐고요. 휘발성 유기 화학물인 TVOC 같은 경우는 WHO에서 0.6 이하로 권장하고 있는데 지금 0.847이 검출됐습니다. 그러니까 여기에서는 휘발성 유기 화학물 가스들이 나오는데 이건 닭에서 나온다기보다 묻혀 있는 폐기물에서 나오는 수치로 볼 수 있습니다. 지금 기준치를 초과해 빨간색 경고가 들어와 있고요."

토양 상태를 측정해본 안 박사의 설명이다. 10년이나 지났음에도 불구하고 왜 이렇게 부패가 진행되지 않았을까? 안 박사는 몇 가지 원인이 있지만 가장 큰 원인은 플라스틱 재질의 마대자부와 소독을 위해 뿌려둔 석회가루 그리고 땅속의 온도 때문이라고 했다.

"자연에 의한 부숙이라는 건 미생물의, 땅속에 있는 토착 미생물이 활동하면서 사체가 분해되는 것을 말해요. 일단 땅속에 묻혀 있으면 온도가 굉장히 낮고, 공기도 통하지 않기 때문에 미생물이 활동하지 못해서 부숙이 되지 않는 게 하나 있고요. 이곳에서 부숙이 진행되지 않은 이유는 절대 분해되지 않는 PP 재질, 플라스틱 계열이 마대 속에 담겨 있기 때문입니다. 그 마대가 부숙되지 않으면 그 내부에 있는 사체는 추가적인 부숙이 일어날 수 없습니다."

토양의 정화는 결국 미생물이 하는 것이다. 그 미생물이 잘 활동할 수 있도록 만들어야 하는 것인데, 플라스틱 재질의 마대자루가 미생물이 가득한 토양과 사체를 만나지 못하게 가로막고 있는 것이다. 또한 보통 조류인플루엔자가 발병하는 시기가 겨울이다 보니, 미생물이 활발하게 활동할 온도 조건도 맞지 않았다. 더욱이 가끔 소독을 위해 뿌려놓은 석회가루가 함께 묻히면서 미생물이 생석회로 인해 다 죽어버려 부패가 진행되지 않은 것이다. 살처분의 가장 큰 목적은 빠르게 묻어 감염원을 차단하는 것이다. 하지만 이 신속함은 이렇게 많은 단점을 갖고 있다. '만약 대지의 신이 있다면 우리 인간이 저지르는 이런 일들을 용서해줄까?'라는 생각이 들었다.

농장주의 심경은 어떠할까? 자신의 땅에 이렇게 많은 생명을 묻어놓고 이 대지가 이를 받아들이지 못하고 있는 것을 보면서 어떤 생각을 할까? 예를 들어 만약 가만히 주차된 내 차를 누군가 박아 범퍼를 교환했는데, 나중에 지나고 보니 겉으론 멀쩡했지만 그 속이 녹슬고 계속 썩기 시작해 결국 폐차해야만 했다면 속이 굉장히 쓰리지 않을까? 적절한 비유일지는 몰라도 적어도 농장주에게 전염병이란 것은 이런 것이다. 농장주 천종귀 씨에게 지금의 심경을 물어봤다.

"닭이 죽어서 묻은 것도 속상한데 폐기물까지 이렇게 되고⋯. 매몰지 처리 방법 자체가 잘못된 깃 같아요. 매몰지가 삘리 썩어 없어질 수 있도록 매몰해야 하는데 그냥 보존하는 매몰을 해놓은 것 같아요. 앞으로는 매몰지 처리 방법이 바뀌어야 될 것 같아요. 이런 매장보다는 파쇄해서 열처리하는 방식으로 가야 맞지 않을까요? 그러면 매몰지도 안 생길 것이고 2차적인 처리나 관리도 필요 없어질 것이고…. 현장에서 처리하는 시스템으로 가야 할 것 같아요. 지금은 기계들도 많이 개발됐고 공법들도 많이 개발됐기 때문에 그렇게 되는 게 맞을 것 같네요."

살처분의 생명이 '신속함'이라면 그에 상응하는 '시스템'이 필요해 보였다. 현재는 PVC로 된 저장 탱크에 살처분한 사체들을 넣고 나중에 거름으로 재처리하는 방식으로 변했다고 한다. 아마 10년 전에는 땅에 묻으면 다 썩겠지 하는 생각으로 살처분 매립을 했을 것이다. 이후 이런 토양 오염 문제가 계속 발생하고 침출수 등이 문제가 되자, 토양이 아닌 저장조에 일단 묻는 형식으로 변했을 것이다. 물론 저장조에 통조림 또는 젓갈처럼 썩어가는 사체들도 이런 재처리 과정을 거쳐야 한다. 역시 근본적인 문제는 해결되지 않았다. 애초에 이렇게 대량으로 살처분하지 않는 것이 최선이라는 생각이 들었다.

우리가 동물을 바라보는 방식

죽은 닭들의 사체를 보면서 문득 다음과 질문이 머릿속을 맴돌았다.

"우리에게 동물은 무엇인가?"
"우리에게 자연은 무엇인가?"
"인간은 지구에게 무슨 짓을 하고 있는 걸까?"

다시 파본 매몰지에선 10년이 지나도 여전히 악취가 올라왔고 땅은 이를 받아들이지 않고 있었다. 헛구역질을 하며 현장을 피하는 내 자신이 조금 한심하다는 생각이 들었다. 생(生)을 사람의 먹이로 태어나 길러지는 가축의 허망한 떼죽음 앞에서도 나는 당장 풍겨오는 냄새를 피하고 싶은 '인간'일 뿐이었다. 가축이라고 불리는 동물의 삶과 죽음에 대한 숭고한 가치 같은 것은 잘 모르지만 죽음의 냄새가 이렇게 지독하다는 것은 알게 됐다. 만 마리나 되는 닭의 죽음은 한 인간의 구역질 정도의 가치로만 치환됐다.

"인간에게 동물이란 무엇인가?"

다큐멘터리를 제작하면서 계속 되뇌는 질문이었다. 우리는 그저 주변에서 흔하게 볼 수 있는 반려동물만을 동물로 인식하고 있지 않을까? 반려동물은 장례식을 치러주고 살아가는 동안 많은 사랑을 받지만 농장의 동물들은 그렇지 못했다.

원래 야생에서 살아갔던 동물들은 이제 인간에 의해 길러지면서 인간이 정한 틀에 갇혀 다른 삶을 살아가게 됐다. 인간은 과연 동물의 삶을 결정 지을 권한을 가질 만큼 절대적인 존재인가? 철학적인 질문을 던져본다.

2018년 3월 20일 포럼 '지구와 사랑'이 주최하는 강연회에 참석했다. 다큐멘터리의 첫 촬영이었다. 포럼은 "지구와 함께 열린 삶의 공동체를 지향하다"라는 캐치프레이즈를 갖고 있는 비영리 단체다.

황폐해진 지구에 대한 반성, 인간 외의 모든 존재를 사물화해서 바라보는 이분법적 사고에 대한 반성, 그리고 이제 생명 중심의 사고로 지구와 사람이 조화롭게 생존할 수 있는 통합적인 생태 문명으로의 전환을 꿈꾸는 단체다. 즉, 인간 중심적인 사고에서 탈피해, 지구에서 인간과 그 외 객체와의 조화로운 삶을 꿈꾸는 생태 운동이라 할 수 있다.

이는 지구법 강의로, 이 날의 강의 주제는 '예방적 살처분에 대한 법적 쟁점과 과제'였다.

서울 서초동 대법원 근교의 한 법무법인의 강의실에서 진행된 이 강연은 생각보다 많은 사람이 경청했다. 주로 변호사와 같은 법조인과 환경 관련 인사, 수의사 등이 참석했는데, 특히 법조인의 참석률이 높았다. 신선한 충격이었다. 강의 내용도 예방적 살처분의 법적 근거에 대한 내용이었는데, 이곳에서 처음으로 인간의 잣대로 만든 '법法'에서의 동물 지위를 알 수 있었다. 분명 살아 있는 생명인데, 인간의 법으로는 '재산'에 불과하다. 즉, 물건으로 해석되는 것이다.

강원대 법학대학원 함태성 교수의 강연은 살처분의 법적 근거와 법적 성격, 살처분의 개념 등 법학자의 입장에서 바라본 예방적 살처분에 관한 것이었다. 살처분 다큐멘터리를 준비하면서 한 번도 생각해보지 못한 문제였다. 살처분이라는 현상에 집착할 뿐 그 근거에는 관심이 없었던 것이다.

"동물은 민법상으로는 물건이자 재산이고 소유권의 객체이고
형법상으로는 재물에 해당되죠. 우리의 기존 법체계 내에서

는 동물의 생명 또는 동물생명의 존엄성을 반영하는 내용이 없습니다. 그러다 보니 가축전염병 방역에 있어서도 손쉽게 살처분이라는 수단을 선택하는 경향이 있습니다. 특히 예방적 살처분은 질병 관리 및 방역이라는 목적을 위해서 질병에 감염되지 않은 건강한 동물들의 생명을 박탈하는 수단이라는 점에서 보다 신중하고 엄격하게 이루어져야 합니다."

우리나라에서 동물은 법적으로 물건과 재산에 해당한다. 우리가 당연히 생명이라고 생각하고 살았지만 사실 법의 잣대로 보면 엄연히 재물에 속하는 것이다. 즉, 인간의 소유물로 규정되고 있는 것이다. 만약 주변의 반려동물을 키우는 사람에게 "자신이 키우는 동물은 무엇인가?"라고 묻는다면 당연히 '가족'이라고 대답할 것이다. 최소한 반려동물에게 있어서는 생명의 존엄성이 지켜지고 있는 것이다. 하지만 농장의 동물은? 야생의 동물에게는 이런 존엄성이 지켜지고 있을까? 이후 이어진 함 교수와의 인터뷰에서 이 문제에 대해 물어봤다.

"우리 국민들은 동물이 숨을 쉬고 있다는 것, 그리고 생명이라는 것을 인지하고 있잖아요. 그런데 우리 법에서는 그걸 인정하지 않고 있습니다."

"우리 법체계에는 소위 '법적 도그마(DOGMA)의 장벽'이 높게 쳐져 있는데요. 즉, 모든 권리의 주체는 인간이 되고 인간 이외의 다른 것들은 권리의 객체가 되죠. 사실 '동물의 존엄성'

이나 '동물의 권리'라고 하는 것은 인간 중심적인 법학에서는 굉장히 받아들이기 어려운 부분입니다.

하지만 법은 '가치 세계의 결과물'이라고 말할 수 있습니다. 동물에 대한 사회구성원들의 인식과 가치관에 변화가 있게 되면 동물생명의 존엄성이나 동물의 권리 등은 우리 법학 내로 수용될 수 있는 여지가 충분히 있습니다. 이제 우리 사회도 선진국으로 갈수록 또 인간과 동물의 관계에 대해서 좀 더 진지하고 진보된 사회로 갈수록 동물의 법적 지위를 높이려고 하는 움직임들이 보다 크게 나타날 겁니다. 우리나라의 법체계도 동물은 '살아있다'라는 점을, '생명의 주체'라는 점을 더 이상 외면하기 어려운 때가 곧 올 겁니다. 그렇게 되면 반려동물뿐만 아니라 농장동물이나 야생동물 등에 대해서도 보다 특별한 법적 고려와 대우를 하게 될 것입니다."

결국 가치관의 문제인가? 법도 사람들이 어떤 가치관을 갖고 있는지에 따라 달라질 수 있다는 말은 변할 수 있는 가능성을 내포하고 있다. 하지만 이 변화는 우리가 당연하게 여겼던 것들을 부정하는 것에서 출발한다. 지금처럼 동물의 전염병이 돌면 당장 살처분부터 하자는 식의 가치관을 부정해보는 것이 중요하다. 왜 우리는 이렇게 '가축'이라고 이름 붙인 동물의 죽음에 대해서는 무지했을까? 다른 방법은 없는가? 여기에 다수의 사람이 의문을 가져야만 한다.

바이러스는 잠재적인 위험요소다. 잠재적 위험에 반응해 싹을 없애고 확실히 차단하는 '박멸주의'가 지금 코로나19 사태에 대처하는 방법이다. 이는 동물의 대량 살처분의 논리와 놀랍게도 닮았다. 코로나도 결국 '박쥐'와 같은 야생동물에서 옮는 전염병이라면 살처분의 논리로 막을 수 있다. 하지만 인간에게 더 많이 전파된 병이다. 박쥐는 죄가 없다. 내가 알기론 이 병에 걸렸다고 해서 박쥐가 죽지는 않는다. 인간에게 옮아서 인간이 죽으니 문제인 것이다.

이것이 바로 동물의 질병에 대한 사람의 방역 논리이다. 인간의 건강이나 목숨이 위협받고 인간의 먹거리 산업이 위협받기 때문에 한 지역을 몰살沒殺하는 것이 지금의 가치관인 것이다. 하지만 언제까지 이렇게 막을 수 있을까? 지금 인류가 코로나 백신을 기다리는 것처럼 이 병원체 바이러스를 이겨낼 수 있는 보다 근본적인 대책이 필요하지 않을까?

이런 근본적인 대책을 이끌어낼 수 있는 것은 결국 사람들의 인식과 가치관이다. 법과 질서가 바뀌기 위해서는 함 교수의 말처럼 사람들의 요구가 있어야 한다.

스위스 헌법은 입법과정에서 생명체의 존엄성을 고려하도록 하고 있고, 이에 따라 만들어진 동물보호법에서는 동물의 존엄성이라는 용어를 사용하면서 동물보호에 관한 사항을 정하고 있다고 한다. 그 사회는 법체계 내에서 인간이 아닌 다른 동물에 대해서도 '생명'이라는 것을 인정한 것이다. 우리나라는 어떨까? 2010년 구제역 파동 때처럼 "백신 맞은 고기를 누가 먹어"라는 식의 인식이 팽배한 사회에서는 결국 병든 개체는 다 죽여 없애자는 '살처분' 만이 유일한 대응이다. 당장 와 닿지는 않지만 동물의 존엄성 또는 동물 생명의 존엄성을 인정하면 동물도 백신을 맞을 수 있는 권리를 인정하고 포용하는 마음으로 동물을 바라볼 수 있을 것이다.

농가에서 살처분 정책에 대한 잡음이 끊임없이 나오는 이유는 바로 '예방적' 살처분 조치 때문이다. 멀쩡한 닭이나 돼지, 소를 죽여 자기 앞마당에 묻는 것은 그 생명을 매일 마주하는 사람에겐 괴로운 일일 것이다. 법은 이 예방적 조치를 '사전 배려적(또는 사전 예방적)'차원에서 규정해 놓았다.

"살처분은 확인된 위험 또는 확실한 위험에 대한 대응방식인지, 아니면 잠재적인 위험 또는 불확실한 위험에 대한 대응방식인지에 따라 '일반적 살처분'과 '예방적 살처분'으로 구분할 수 있습니다. 일반적 살처분은 역학조사 등을 통하여 가축전염병 감염을 확인한 후에 그 확실한 위험을 차단하기 위해 시행되는 살처분을 말합니다. 반면 예방적 살처분은 질병 감염으로 인한 피해 발생이 불확실하지만 잠재적인 위험을 선제적으로 제거하기 위해 이루어지는 살처분을 말합니다. 조류독감이나 구제역이 발생한 경우 해당 장소에서 일정 반경 내에 있는 병에 걸리지 않은 건강한 가축들도 선제적으로 살처분을 하는 경우가 이에 해당합니다. 이러한 예방적 살처분은 소위 '사전배려의 원칙(또는 사전예방의 원칙)'과 밀접한 연관이 있는데요. 사전 배려적 조치는 엄격한 요건과 그 한계를 설정해 놓고 집행이 이루어질 필요가 있습니다. 특히 사전배려적 조치로서의 예방적 살처분과 관련하여서는 충돌되는 이익들 사이의 비교형량이 중요한 의미를 지닙니다. 동물보호법이나 가축전염병예방법 등의 입법목적과 취지를 볼 때 정부가 예방적 살처분 명령을 내리는 경우, 또는 법원이 살처분 명령에 대한 위법 여부를 판단하는 경우에 공공의 이익이나 인간의 이익뿐만 아니라 동물의 이익도 중요한 형량의 대상으로 하여야 합니다."

법적 용어는 언제나 어렵게 느껴진다. '사전 배려의 원칙'이란 잠재적이거나 불확실한 위험에 대해 대응하는 근거를 법으로 만들어 놓은 것이다. 즉, 일어나진 않았지만 위험할 것 같은 일에는 사전 배려의 원칙에 따라 행동을 취할 수 있는 근거가 만들어지는 것이다. 하지만 무엇보다 신중하고 지혜로운 판단이 필요한 원칙이라는 생각이 들었다. 함 교수의 주장에 따르면, 우리나라의 경우 「가축 전염병예방법」이나 대통령령 하위 법령에서도 일반적 살처분과 예방적 살처분의 구분이 엄격하지 않다고 한다. 우리나라의 경우 일반적으로 500m, 3㎞, 5㎞ 이런 식으로 발병 농가를 중심으로 한 예방적 살처분이 일반적 살처분과 패키지로 딸려가는 형태이기 때문이다. 사전 배려의 원칙에 따라 살처분을 집행하기에 앞서 근본적으로 불확실성을 제거하는 것이 최선의 방법이라는 생각이 들었다.

백신과 같이 확실하고 과학적인 방법이 있으면 얼마나 좋을까? 이런 과학적인 방법에도 대중의 요구가 있어야 연구가 활성화된다. 그리고 법이 바뀐다. 어쩌면 이 다큐멘터리의 최초 촬영이었던 지구법 강의 시간에 이미 나는 결론을 느끼고 있었는지도 모른다. 이후의 촬영은 실증적인 방법으로 그 결론을 증명해 나간 셈이다.

실제 방송에서는 이 지구법과 함태성 교수의 인터뷰가 쓰이지 않았다. 결론이 명백해지면 다큐멘터리가 객관성을 잃어버리기 때문이다.

2020년 겨울, 어김없이 철새 도래지에서 조류인플루엔자 의심 신고가 들어왔다. 그리고 걱정은 이내 현실로 바뀌었다. 2020년 11월 말 전북 정읍의 오리농장을 시작으로 상주, 음성, 나주, 여주, 김포, 경주 등 전국적으로 고병원성조류인플루엔자가 발병·확산되고있다. 정부는 현재 3㎞ 강력한 살처분 지침을 유지하고 있다. 세기 힘들 정도의 닭과 오리들이 예방적 명목아래 또다시 죽어가고 있는 판국이다. 코로나부터 고병원성 조류인플루엔자에 이르기까지 2020년의 한국은 그야말로 '바이러스와의 전쟁' 중이다.

12월 중순만 해도 팬데믹 초창기 'K 방역'의 우수성을 강조하며 안정적으로 컨트롤하던 정부가 코로나 3차 대유행 시 백신 공급이 늦어진다는 이유로 공격을 당하고 있다.

동물(가축)의 질병도 마찬가지이다. 정답이 없다면 단지 기존에 해온 방식 하나만을 고집할 필요가 있을까? 당장 급한 불은 살처분으로 덮을 수 있겠지만 근본적으로는 바이러스의 근절과 극복이 인류의 목표다. 이를 위해 수많은 동물의 죽음에 무관심해서는 안된다.

코로나를 겪어보니 백신의 소중함을 알게 되듯, 덮어놓고 죽여버리는 식의 대책보다 미리미리 모두를 살릴 수 있는 대비책을 마련해두는 것은 어떨까? 비단 동물의 존엄성을 생각하지 않더라도 말이다.

조류인플루엔자도 '인수공통 감염병'이다. 동물의 바이러스가 사람에게도 옮을 수 있다. 이 때문에 불확실한 백신보다 신속한 살처분이 유일한 대안처럼 여겨졌다. 싹을 근절하는 방식이다. 하지만 우리 인류에겐 백신이 더욱 절실하다. 그래야 제2, 제3의 코로나 사태를 막을 수 있다. 내가 제작한 다큐멘터리는 사람들에게 "살처분은 유일한 대안이 아니에요, 여러분이 잘 모르고 있는 백신도 있어요"라는 메시지를 던져줬다. 사람들의 뜻이 있는 곳에 정책이 있고, 정책이 있으면 R&D에 대한 투자도 따라오기 마련이다. 무엇보다 우리나라의 연구 역량이면 충분히 가능한 이야기가 아닐까?

2018년 다큐멘터리 제작 당시, 네덜란드 버헤닝언 대학(네덜란드의 유명한 농과, 수의학 대학)에서 만난 드용De Yong 교수는 인터뷰에서 "한국은 굉장히 방역을 잘하는 나라"라고 치켜세웠다.

한국의 R&D 능력이나 백신 저장 능력, 과학 기술 등을 고려하면 바이러스의 위협을 충분히 막을 수 있는 국가 중 하나라고 했다. 당시로선 미심쩍은 대답이었다. 하지만 2020년을 겪으면서 비교적 안정적인 방역체계를 갖춘 우리나라를 보며 2년 전 드용 교수의 인터뷰가 문득 떠올랐다. 유럽보다 빈번히 발생하는 가축 전염병에 대해 이제 우리가 선도해 나갈 수도 있다는 믿음을 갖게 됐다. 10년 전, 20년 전에는 상상도 하지 못했을 일이다.

지금도 뉴스에서는 조류인플루엔자로 인한 살처분 소식이 계속 들려오고 있다.

2020년 코로나를 겪으며 극도로 예민해진 바이러스에 대한 공포와 피로감은 조류인플루엔자라는 질병에 강력한 대응을 요구했고, 지금도 발병농가 3㎞ 이내의 농장에서는 멀쩡한 닭과 오리들이 죽어나가고 있다.

하지만 이렇게 덮어놓고 죽이는 것은 우리 인간의 아주 오랜 이기적인 관습이다. 이제는 이 관습에 의문과 반론을 제기해야 한다. 그만큼 과학이 발전되었기 때문이다. 지구는 우리 인간만을 위해 존재하는 별이 아니다. 그리고 높은 수준의 과학발전은 인간만을 위해 쓰려고 준 재능이 아닐 것이다. 어쩌면 이런 바이러스의 위협에 동물들을 구하고 세상을 조화롭게 만들라는 인간의 '사명'일지도 모른다. 우리는 아직까지 동물은 죽이고 인간은 살려야만 하는 사고방식이 팽배한 사회를 살고 있다. 백신이 있음에도 불구하고 가축이라 불리는 동물에게는 쓰지 않는 인간, 코로나에는 없는 백신을 개발해서라도 빨리 달라고 아우성 치는 인간의 모습을 보라. 딜레마가 느껴지지 않는가? 바이러스는 우리에게 분명한 메시지를 보내고 있다.

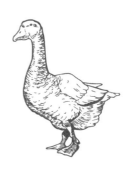

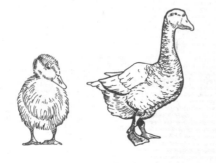

나오며

×××××××

요즘 코로나 관련 기사와 댓글을 보면 안 그래도 우울한 마음이 더욱 우울해집니다. 전 지구적인 연대감을 가지고 보듬어야 할 요즘에 우리는 왜 이렇게 혐오감을 가지고 서로를 비난해야만 할까요?

저는 이런 문제를 '살처분' 다큐멘터리를 준비하면서 똑같이 느낀 적이 있습니다. 공간을 중심으로 한 방역, 역학조사 그리고 동선에 이르기까지…. 어떻습니까? 우리가 뉴스에서 접했던 가축 전염병의 방역의 모습과 닮았다는 생각이 들지 않나요?

확진자의 동선을 추적하고 공개하는 모습을 보면서 지난 2010년 안동 구제역 사태 당시, 어느 발생 농가의 농장주가 동남아 여행을 다녀온 동선이 공개되면서 마녀사냥이 시작됐던 기억이 났습니다. 결국 몇 년 후 동남아와 구제역 간에는 역학적으로 관련이 없음이 드러났지만 이미 개인은 사회적 '낙인'이 찍혀버렸죠.

지금 우리 사회는 어떻습니까? 확진자를 향한 온갖 혐오 기사에 댓글까지, 코로나19 바이러스보다 댓글이 더 무섭다는 사람이 나올 정도입니다. 어떻습니까? 마스크 쓰기나, 손씻기 등의 생활방역을 강조하는 외국의 모습과는 사뭇 다른 모습이죠? 우리나라의 코로나 방역은 조금 특별합니다. 왜냐하면 오랫동안 가축 전염병을 겪으면서 어떻게 하면 전염을 막을 수 있을까에 대한 나름의 노하우가 생겼다고 볼 수 있는 거죠.

그렇습니다. 인간의 방역정책이나 가축이라는 동물의 방역정책이나 별반 다를 것이 없습니다. 하지만 가장 중요한 '차이'는 존재합니다. 바로 살리는가, 죽이는가의 방식입니다.

인간의 전염병은 살리고, 동물의 전염병은 죽이는 방식이죠. 우리는 오랫동안 이를 당연하게 생각하고 살았습니다. 뉴스에서 살처분하면 으레 하는가 보다, 우리 세금이 보상비로 들어가겠네, 고기값이 오르지 않을까? 이 정도가 한국 땅에서 1억 마리 정도의 생명이 땅에 묻힐 때까지 보통의 국민이 했던 생각이었을 겁니다.

하지만 코로나19를 겪으면서 사람들은 '방역'의 개념을 알게 되었고, 최소한 이 바이러스가 박쥐라는 동물에서 유래되었다는 것을 알고 있습니다. 그리고 백신의 중요성을 절감하게 되었죠. 이제 더이상 동물의 바이러스가 저 멀리 농촌의 문제로 생각할 문제가 아님을 모두 느끼고 있을 겁니다.

백신 문제만 보더라도 겨우 1년 여의 시간이 지났을 뿐인데, 코로나19 백신은 너무나 지루하고 답답하게 느껴지죠? 하지만 구제역이나 고병원성 조류인플루엔자는 이미 수십 년 전에 백신이 나왔다고 하더라도 살처분을 하는 실정입니다. 여기에는 책에서 설명한 것처럼 각 국가 간의 이해관계, 무역 혹은 선진국 프레임이 깔려 있죠. 물론 조류인플루엔자처럼 변이가 활발한 바이러스에 대해 신중하게 백신을 사용하자는 의견도 존중합니다. 이 책은 무턱대고 백신을 쓰자는 이야기가 아닙니다. 좀 더 다양한 방식으로 미래를 대비하자는 취지에서 쓴 책입니다. 만약 가축에 대한 방역을 '살처분'만을 고집한다면 이렇게 코로나처럼 대형사고가 터지면 해결할 수 있는 방법도 하나뿐일 겁니다. 그래서 이 책의 메시지는 "여러 가지 대비책을 두자"입니다.

앞으로 코로나19가 어떤 형태로 다시 올지 혹은 조류인플루엔자가 어떤 형태로 변이를 일으킬지 모릅니다. 하지만 내 기억상으로 아직 어떤 좋은 백신이 우리나라에서 개발되었다는 뉴스를 들은 적이 없습니다. 코로나도 조류인플루엔자도 말입니다.

그래서 아직도 동물의 질병이 퍼지면 백신이라는 키워드보다는 '살처분'이라는 말이 수식어처럼 따라옵니다. 특히 동물은 병에 걸리지 않았는데도, 발병 농장 근처에 살았다는 이유만으로도 죽임을 당합니다. 신이 있다면 이런 인간들을 가만히 놔둘까요? 코로나19가 마지막 경고일지도 모른다는 생각이 문득 들었습니다.

2020년 한국은 코로나19에 조류인플루엔자까지 그야말로 바이러스와의 전쟁 중입니다. 이 전쟁은 승자도 패자도 없습니다. 다만 피해자만 있을 뿐이죠. 그래서 우리는 바이러스에 대해 살 알아야만 합니다. 그래야 서로에게 상처를 주지 않습니다. 잘 모르는 정보들은 심하게 왜곡되어 혐오감만 부추길 뿐입니다.

제가 이 내용을 처음 접하게 된 것은 카이스트 미래전략대학원

과학 저널리즘 과정에서 석사 논문을 쓸 때였습니다. 조류인플루엔자의 특성을 연구하고 조류인플루엔자가 창궐했을 때의 백서를 분석했습니다. 그 백서에는 서로에 대한 불신이 쌓여 있었습니다. 중앙정부는 지자체의 대응의 미흡함을 지적했고, 지자체는 상대적으로 약한 농장주의 인식을 원인으로 지목했습니다. 조류인플루엔자에 대해 백신 이야기는 없었습니다. 이후 이 내용을 취재하면서도 고병원성 조류인플루엔자의 백신 사용에 대해서는 신중한 태도를 취했습니다.

아직도 인간은 살리고, 동물은 죽이는 식의 정책이 유효합니다. 하지만 시대는 많이 변했습니다. 코로나를 겪으면서 사람들의 인식이 달라졌고, 아는 것도 훨씬 많아졌습니다. 이젠 동물의 대규모 죽음에 대해 논의가 필요한 시점이 아닐까요?

끝으로 이 책을 내기까지 오랜 시간을 인내해준 사랑하는 아내와 아들에게 진심으로 감사의 인사를 전하며, 아울러 인터뷰로 이 문제에 관한 많은 도움을 주신 서울대 천명선 교수님, 강원대 함태성 교수님 외 모든 분들에게 감사의 인사를 전해드립니다. 특히 카이스트 과학저널리즘 대학원 시절 살처분 문제의 모티브를 제공해주신 포스텍의 김기흥 교수님, 식량 생명, 질병 과목을 통해 도시의 비가시성에서 비롯된 문제를 알려주신 정재승 교수님, 3차원 미래 예측 모델을 알려주신 이광형 교수님, 그리고 제 논문의 지도 교수이신 박범순 교수님께 깊은 감사의 인사를 드립니다.

이 책은 2018년 11월 13일에 MBC충북에서 방송된 다큐멘터리 〈살처분, 신화의 종말〉의 내용을 각색하여 에세이 형식으로 만든 일종의 취재기입니다. 힘든 다큐 제작에 참여해주신 회사와 스태프 여러분께도 감사드리며, 이 책의 공동 저자이며 다큐멘터리 제작 때 많은 도움을 주신 윤종웅 수의사님께도 깊은 감사 인사를 전합니다.

2021년 신축년 새해 첫날에
저자 김영수 PD

* 다큐멘터리 **〈살처분, 신화의 종말〉**은 유튜브에서 확인하실 수 있습니다.
https://www.youtube.com/watch?v=CR_QEsKbZTM&t=588s

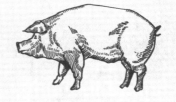

이기적인 방역
살처분·백신 딜레마

왜 동물에겐 백신을 쓰지 않는가?

1판 1쇄 발행 2021년 1월 25일

지은이 김영수, 윤종웅

펴낸이 이재유
디자인 위볼린

펴낸곳 무블출판사   출판등록 제2020-000047호(2020년 2월 20일)
주소 서울시 강남구 영동대로131길 20, 2층 223호(우 06072)
전화 02-514-0301   팩스 02-6499-8301   이메일 0301@hanmail.net

ISBN 979-11-971489-8-9 (03510)